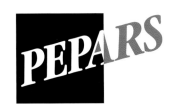

**【ペパーズ】**
# 編集企画にあたって…

JN095294

　局所陰圧閉鎖療法(Negative Pressure Wound Therapy；NPWT)は創傷の治療として1940年頃から行われている．難治性潰瘍治療に対する局所陰圧閉鎖療法の有効性はArgentaとMorykwasらによって1997年に初めて報告され，NPWTは開放創にポリウレタンフォームをあて，創をフィルムで閉鎖したのちに吸引チューブを用いて創部からの浸出液を陰圧ポンプで吸引するという簡便な仕組みで創傷治癒を促進する医療機器である．創部の陰圧閉鎖により難治性潰瘍の創傷治癒を促進するという報告は画期的であったため当初はなかなか学術的に認められず，Morykwasらの報告は4度目でやっと認められ論文化までいたったと言われている．しかし，1997年に初めて陰圧吸引療法の有効性が論文に投稿されて以降，世界中からその有効性が報告されるようになった．それから数多くの論文が投稿され，NPWTの安全性と有効性は誰もが認めるものとなった．日本では2011年の11月にキネテイック・コンセプト社(KCI)の陰圧補助閉鎖療法システム(V.A.C., Vacuum Assisted Closure)が初めて医療機器として承認され保険収載が可能となり，洗浄機能が付与された機器などNPWTは進化を続けている．現在では外来診療にて使用し保険収載が可能な小型のNPWTであるPICO®創傷治癒システムやSnap™陰圧閉鎖療法システムも使用されている．NPWTの進化は，日本の創傷治療の臨床現場で多くの難治性潰瘍患者の治療に役立っている．

　NPWTが様々な疾患に普及した現状であっても，治療に難渋する潰瘍に対しては多くの医師が工夫しながらNPWTを活用している．そのような中，今回は「NPWT(陰圧閉鎖療法)の疾患別治療戦略」という特集が企画されました．様々な領域/部位の難治性潰瘍に対するNPWTの適応とその使用方法について日常診療で専門的に診療されている先生方に執筆いただきました．実際的でわかりやすい内容をご執筆いただきました先生方に深く御礼申し上げます．本企画が皆様の診療のお役に立てますと幸いです．

2023年4月

田中里佳

# KEY WORDS INDEX

# WRITERS FILE

ライターズファイル（五十音順）

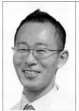

### 木下　幹雄
（きのした　みきお）

2001年　東京大学卒業
　　　　同大学形成外科入局
2002年　東名厚木病院形成外科
2003年　焼津市立総合病院形成外科
2004年　東京大学形成外科，助手
2005年　静岡県立こども病院形成外科
2006年　杏林大学形成外科，助教
2011年　東京西徳洲会病院形成外科，部長
2017年　TOWN訪問診療所，院長

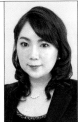

### 田中　里佳
（たなか　りか）

2002年　東海大学卒業
2004年　同大学形成外科入局
2006年　米国ニューヨーク大学形成外科学教室留学
2011年　順天堂大学医学部形成外科学講座，助教
2017年　同大学，先任准教授
2020年　同大学大学院再生医学，主任教授／医学部形成外科学講座，教授，順天堂医院足の疾患センター，センター長

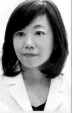

### 藤井　美樹
（ふじい　みき）

2000年　金沢大学卒業
　　　　神戸大学形成外科入局
2001年　大阪府済生会中津病院形成外科
2002年　大阪市立総合医療センター形成外科
2004年　神戸大学形成外科
2007年　北播磨総合医療センター形成外科（旧市立小野市民病院），医長
　　　　（現職のまま 2013年4月〜6月 米国アリゾナ大学足科学留学）
2016年　北播磨総合医療センター形成外科，主任医長
2017年　同重症虚血肢センター長，兼任
2021年　順天堂大学大学院医学研究科再生医学・医学部形成外科学講座，准教授

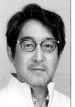

### 黒川　正人
（くろかわ　まさと）

1984年　大阪医科大学卒業
　　　　京都大学形成外科入局
1985年　小倉記念病院形成外科
1987年　倉敷中央病院形成外科
1988年　浜松労災病院形成外科，医長
1992年　京都大学医学部形成外科教室，助手，病棟医長
1992年　Taiwan, Chang Gung Memorial Hospital 留学
1994年　長浜赤十字病院形成外科，部長
2008年　宝塚市立病院形成外科，部長
2014年　熊本赤十字病院形成外科，部長

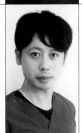

### 寺部　雄太
（てらべ　ゆうた）

2008年　埼玉医科大学医学部医学科卒業
　　　　同大学病院国際医療センター，初期研修医
2010年　同大学病院形成外科・美容外科，助教
2016年　同大学病院国際医療センター形成外科，助教
2017年　東京西徳洲会病院形成外科
2018年　同，医長
2020年　春日部中央総合病院下肢救済センター
2022年　同，副センター長

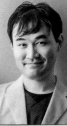

### 三浦　隆洋
（みうら　たかひろ）

2012年　北海道大学卒業
2014年　同大学形成外科入局
2014年　市立札幌病院形成外科
　　　　北海道大学病院形成外科
　　　　旭川厚生病院形成外科
2015年　手稲渓仁会病院形成外科
2016年　北海道大学病院形成外科
　　　　医療法人母恋 日鋼記念病院形成外科
2018年　北海道大学病院形成外科
2022年　同大学大学院医学研究科医学専攻博士課程修了
　　　　同大学病院形成外科，助教

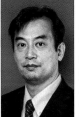

### 榊原　俊介
（さかきばら　しゅんすけ）

1998年　大阪大学理学部高分子学科中退
2000年　大阪大学大学院理学研究科生物科学専攻博士前期課程修了
2004年　神戸大学医学部医学科卒業
2006年　同大学形成外科入局
2009年　神戸大学美容医科学，特命助教
2012年　神戸大学形成外科・美容外科，特定助教
2015年　兵庫県立がんセンター形成外科，医長
2021年　神戸大学医学部附属病院形成外科，特命講師

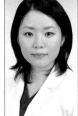

### 飛田　美帆
（とびた　みほ）

2016年　順天堂大学卒業
2018年　同大学形成外科学講座入局
　　　　同大学医学部附属順天堂医院形成外科，助手

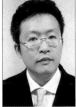

### 守永　圭吾
（もりなが　けいご）

1999年　兵庫医科大学卒業
　　　　久留米大学病院，研修医（形成外科）
2001年　同大学医学部形成外科学講座，助手
2013年　同大学医学部形成外科・顎顔面外科学講座，講師
2015年　同大学退職
　　　　宮崎大学医学部外科学講座形成外科学分野，講師
2019年　久留米大学医学部形成外科・顎顔面外科学講座，准教授

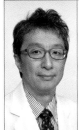

### 島田　賢一
（しまだ　けんいち）

1993年　富山医科薬科大学卒業
　　　　金沢医科大学形成外科，入局
1994年　市立礪波総合病院形成外科
1996年　金沢医科大学形成外科，助手
2001年　石川県立中央病院形成外科
2002年　金沢医科大学形成外科，助手
2007年　同，講師
2010年　同，准教授
2018年　同，教授

### 日原　正勝
（ひはら　まさかつ）

1997年　関西医科大学附属病院救命救急センター，研修医
2002年　同大学形成外科学講座，助手
2004年　市立守山市民病院形成外科，医長
2009年　関西医科大学附属枚方病院形成外科，助教
2020年　同大学附属病院形成外科，講師
2021年　同大学附属病院形成外科，病院准教授

# CONTENTS

## NPWT(陰圧閉鎖療法)の疾患別治療戦略

編集／順天堂大学教授　田中里佳

◆編集顧問／栗原邦弘　百束比古　光嶋　勲
◆編集主幹／上田晃一　大慈弥裕之　小川　令

【ぺパーズ】
**PEPARS** No.197/2023.5◆目次

「PEPARS®」とは Perspective Essential Plastic
Aesthetic Reconstructive Surgery の頭文字よ
り構成される造語．

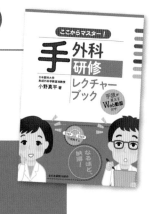
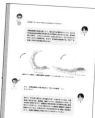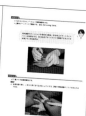

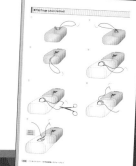

PEPARS No.197：1-6, 2023

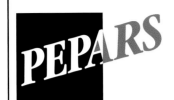

◆特集／NPWT（陰圧閉鎖療法）の疾患別治療戦略

# NPWT の現状と未来

榊原俊介[*1]　寺師浩人[*2]

Key Words：NPWT, NPWTci, iNP（W）T, 在宅医療（home medical care）

**Abstract**　2010 年に本邦で NPWT が保険診療下で実施できるようになって以来，13 年が経過した．当初は陰圧を付加することのみに特化した機器であったが，現在までに間欠的に陰圧付加を行ったり，洗浄を付加したりするなど，様々なシステムが開発されてきた．本邦での保険診療上の問題から特に洗浄を付加するシステムは独自に工夫され利用されてきた．さらに現在では術後縫合創に対する NPWT（NPT）も保険承認を受け，術後合併症の予防に寄与している．2025 年以降，在宅医療に重点が置かれる見込みであるが，諸外国では IoT を利用した NPWT の導入が行われており，本邦でも今後，そのようなシステムの導入が期待される．

## はじめに

2010 年に本邦で NPWT 機器が保険承認を受け，局所陰圧閉鎖処置が保険収載を受けてから現在で 13 年が経過した．一方で海外ではすでに 20 世紀末より本機器が創傷治療に用いられており，その後，洗浄を併用した機器も開発・利用されるに至っている．本邦では保険制度上，機器の利用については常に諸外国の後塵を拝しているが，これが故に独自にシステムを開発し，考察してきた．

本特集は，筆者が編集を担当した本誌 No.167「NPWT（陰圧閉鎖療法）を再考する！」（2020 年 11 月号）で取り扱えなかった NPWT 使用の各論版と伺っている．すでに No.167 においておよそ NPWT の歴史や理論などをはじめとする総論は網羅されている．本稿では NPWT を有効に活用するための工夫について，特に本邦オリジナルの方法を中心に述べる．また，近年保険収載となった iNPT の活用や在宅医療への展望についても述べたい．

## 洗浄を付加した NPWT

NPWT の登場は，創治癒の促進ばかりか，難治とされてきた創傷の治療に光明をもたらした．しかしながら，フィルムで閉鎖し，陰圧を持続的に付加する方法で，閉鎖された空間において局所の細菌感染が増悪する場合がある．また，すでに感染をきたしている創部への装着はさらなる感染の悪化が強く懸念されるため，NPWT の適用は慎重に行う必要がある．

本邦において，Kiyokawa らがメラサキューム と持続洗浄療法とを組み合わせた IW-CONPIT を開発・報告した[1]．また我々は既存の NPWT 機器と持続洗浄療法とを組み合わせた方法を開発した（NPWTci）[2]．いずれの方法も洗浄液を創部に

---

*1 Shunsuke SAKAKIBARA, 〒650-0017　神戸市中央区楠町 7 丁目 5 番 1 号　神戸大学大学院医学研究科形成外科学，特命講師
*2 Hiroto TERASHI, 同，教授

注入するためのチューブを留置する煩雑さを伴う一方で，洗浄チューブの先端を汚染の強い部分に選択的に留置することができる利点を有する．

2017年に，本邦でもようやく間歇的洗浄を使用したNPWTi-d機器（3M™ V.A.C.® Ulta型陰圧維持管理装置，3M社）が利用できるようになり，骨髄炎症例などの感染を有する創部においても一定数，保険適用下での使用が拡大されることとなった．NPWTi-d機器は間歇的洗浄であるが故に注水量や浸漬時間，洗浄頻度などのパラメーター設定項目が複雑であり，また，それまでに本邦で独自に工夫され，行われきたNPWTciやIW-CON-PITなどとの使い分けについても検討する必要性が生じた．この時に一部のエキスパートが集まり，議事録をまとめた[3]．当初，パラメーター設定に関する改訂が必要と考えていたが，現在に至るまで改訂を行っていない．これは当時の会議メンバーに先見の明があったため，と申し上げたいが，おそらくNPWTi-dには洗浄液のリークをきたさない限りはあまり厳密なパラメーターの設定が必要ではないからと考えられる．

一方で，NPWTciやIW-CONPITとの使い分けについては，我々は実験的考察を行った結果，起伏の強い創傷面ではフォームが接触していない凹面に入り込んだ洗浄液は陰圧を付加しても体位によっては排泄されきらず，局所に留まってしまうことが明らかとなった．この結果をもって，特に凹面が汚染部位である場合は洗浄カニューレを挿入しながら持続的に洗浄できるNPWTciやIW-CONPITがよい適用となることが示された[4]．

## フィルム材の選択

NPWT機器を使用するにあたり，各社フォームキットを販売しており，キットの中にはフォーム材に加えてフィルム材が添付されている．フィルム材の粘着剤は基本的にはアクリル系やウレタン系粘着剤であり，一部，スミス・アンド・ネフュー社のPICO®創傷治療システム（以下，PICO®）やセンチュリーメディカル社のUNO™単回使用創傷治療システム（以下，UNO™）ではシリコン系（周辺を被覆するフィイルムはアクリル系），3M社の3M™ Snap™陰圧閉鎖療法システム（以下，Snap™），ではハイドロコロイドが用いられている．サージカルテープやフィルム材など，いわゆる医療用テープの多くは粘着強度を求めるためにアクリル系粘着剤などが用いられているが，昨今，ポリウレタンフォームをはじめ，様々な被覆材において医療用シリコン粘着剤が用いられている．角質剥離が少ないため，何度もの剥離を行っても粘着性が保たれており，また，剥離刺激・疼痛が少ないことも特徴である．一方で，アクリル系粘着剤などに比して単位面積あたりの粘着強度が弱い（つまり，剥がれやすい）ため，NPWTi-dなどにおいては注入された洗浄水の保持には不利となると考えられる．

海外において，Mölnlycke Healthcare社のAvanceなどではフィルム材にシリコン系粘着剤が用いられており，フィルム除去時の疼痛が改善されたとされている[5]．我々は同社のシリコン粘着剤付きフィルム（メピテル®フィルム）を機器に添付されているフィルムの代用とすることで患者の疼痛の大幅な改善を得ることができた[6]（図1）．本稿執筆時点では既存製品を組み合わせて代用する必要があるが，今後，本邦において一部メーカーからシリコン粘着剤を利用したフィルム材が利用可能となる見込みである．

## 縫合創に対するNPWTの適用

近年の本邦のNPWT治療における最も大きな出来事は縫合創に対するNPWTの保険適用の拡大であろう．外科手術後の縫合部に対して数日間陰圧を付加することで，局面の引き寄せ効果，細菌の侵入の予防，浮腫の軽減，血流の増加などが見込まれ，様々な外科系分野のRCTにおいて，Surgical Site Infection（SSI）の発生率をアウトカムとした場合に有意差を持って有効性が示された[7]．

通常のNPWTは皮膚欠損部分に対して行うの

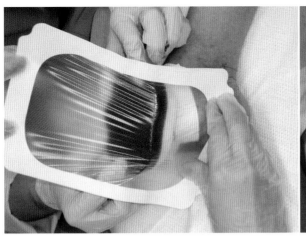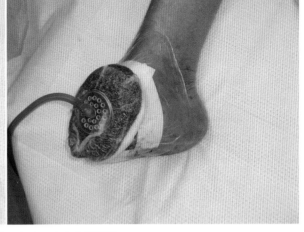

a | b

**図 1.** 粘着剤付きシリコンフィルムの利用例
膠原病性潰瘍のため疼痛が強く，シリコン粘着剤付きフィルムを利用した.
（文献 6 より改変）

**表 1.** 現在利用できる iNP(W)T 機器の特徴

|  | PICO® | Prevena™ |
|---|---|---|
| 陰圧 | − 80 mmHg（± 20 mmHg） | − 125 mmHg |
| キャニスター | なし（大気中に蒸散） | あり |
| 粘着剤 | シリコン（増し貼りにアクリル系） | ハイドロコロイド |
| 電源 | 乾電池 | アダプター充電/乾電池 |
| 最大パッドサイズ | 350 mm | 900 mm |

に対し，本治療は縫合創に対して行うため，当然のことながら目的が異なる．当初，incisional NPWT（iNPWT）と呼称されていたが，現在では多くの文献において iNPT（W が除かれた）と称される．

本機器のシステムとして，スミス・アンド・ネフュー社は既存の PICO® の適用を拡大し利用しているのに対して，3M 社は 3M™ Prevena™ 切開創管理システム（以下，Prevena™）を別途開発した．PICO® では − 80 mmHg を付加するのに対して，Prevena™ では − 125 mmHg の付加となる．PICO® では吸引された水分は微量であるという前提のもと，水分透過性の高いフィルムを通して大気中に蒸散させるためにキャニスターを有さないのに対し，Prevena™ ではキャニスターが設置されている．その他，特徴を表 1 にまとめた．我々の施設ではいずれも使用可能であるため，創部の大きさや患者の状態などに合わせて機器の選択を

行っている．

iNPT 機器の本邦における保険適用基準は術後集中治療室などで管理が必要であることに加え，高度肥満や糖尿病患者などの患者側の危険因子を有することである（切開創局所陰圧閉鎖処置機器加算）．2022 年より汚染創である必要性はなくなったが，現在もなお，使用に関しての敷居は高い．

本稿の多くの読者である形成外科医の NPWT への関わりは急性創傷や慢性創傷における皮膚欠損・潰瘍に対しての治療であり，SSI 治療においても形成外科がその専門性を認知された上で介入を行い，NPWT を行っているのが現状であろう．一方，iNPT においては予防的側面が強く，我々形成外科医が介入する場面は少ない．形成外科手術において保険適用基準を満たす場合は決して多くなく，故に実際に使用された経験をお持ちの形成外科医は少ないと想像する．我々の施設では SSI

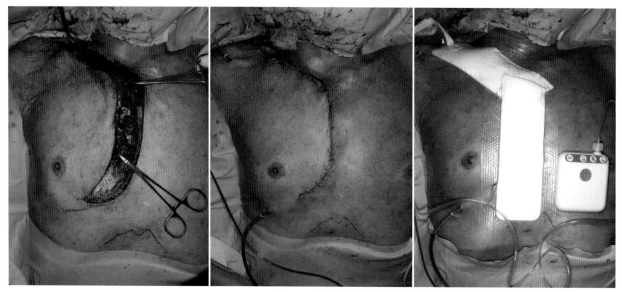

**図 2.** iNP(W)T の使用 1
鎖骨骨髄炎に対するデブリードマンおよび大胸筋皮弁術後に PICO® を装着した.
逆 L 字の縫合創であったため,切断したのち,一方のフィルムを部分的に除去
し,重ね合わせた上で貼付した(メーカー非推奨).

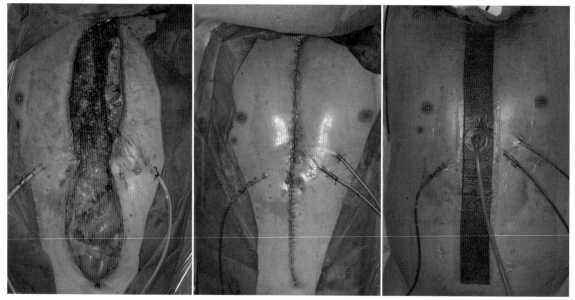

**図 3.** iNP(W)T の使用 2
縦隔炎に対して大網充填を併用した胸壁再建術を行った.創部は胸部から腹部に
かけてとなり,比較的長いパッドが必要となるため,Prevena™ を利用した.

症例に対応することが多く,本機器を使用する際
には他の診療科と合同で治療にあたっているため
情報を共有することができ,周知・啓蒙に努めて
いる.実際の使用例を図に示す(図2,3).図2では,
鎖骨骨髄炎症例に対してデブリードマンを行った
のち,大胸筋皮弁で同部位を再建した.超高齢

者・糖尿病患者・手術既往があり(他院),同一部
位への再手術を要したことから,PICO® を装着し
た.創部の形態が逆 L 字になったため,一部で切
断し,重なり合う部分の片側のフィルムを除去し
たのち,写真のように装着した.ただし,本方法
はリークをきたしやすく,メーカーからも推奨さ

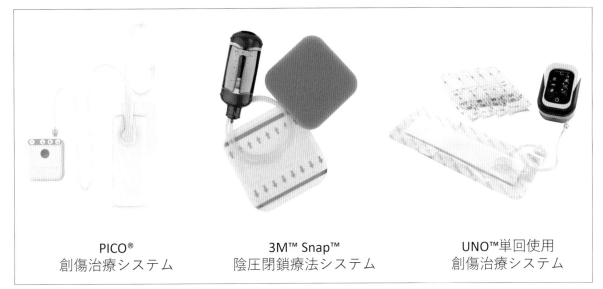

**図 4.**
画像提供　PICO® 創傷治療システム：スミス・アンド・ネフュー社
　　　　　3M™ Snap™ 陰圧閉鎖療法システム：3M ジャパン社
　　　　　UNO™ 単回使用創傷治療システム：センチュリーメディカル社

れていないため，このような形態の傷への装着には工夫が必要である．図 3 では縦隔炎に対して大網弁による胸壁再建を行った症例である．大網弁の挙上のため，胸部から腹部にかけて大きな切開創となった．縫合直後の写真に見られるように，胸部は腹部に比して，創縁は新鮮化したものの長期の治療により浮腫をきたしており，このような症例に対しては，iNPT はよい適用となる．

筆者らは SSI 治療において本機器の有用性は実感しているが，これだけの電子機器が単回使用であり，付属品を含めてすべて廃棄しなくてはならない．現在の国際的な SDGs への取り組みに逆行するようであり，何らかの改善策を期待する．

## これからの NPWT
### ―在宅での活用―

米国においては NPWT 機器は入院中のみならず在宅医療現場においても用いられている．本邦においても一部，入院外でも使用可能であるが，機器は Snap™ や PICO®，UNO™（図 4）など単回使用型に限られる．IoT（Internet of Things）とは様々なデバイスをインターネットに接続し，相互に情報をやり取りすることでデバイスのコントロールを行ったりデータの収集や解析を可能にする技術である．この IoT は医療現場においても活用されつつあり，一部の NPWT 機器はインターネットに接続され，機器の動作状況や電池残量などを遠隔で監視し，必要に応じて遠隔で医師が治療内容を調整することができるようである[8)9)]．本邦では 2025 年以降，在宅医療へと大幅に舵がきられる予定である（2025 年問題）．今後，在宅現場での創傷治療の需要はますます高まることが予測される中，遠隔医療の 1 つとして NPWT を上手く活用することが期待される．

### 参考文献

1) Kiyokawa, K., et al.：New continuous negative-pressure and irrigation treatment for infected wounds and intractable ulcers. Plast Reconstr Surg. **120**：1257-1265, 2007.
2) 榊原俊介ほか：既存 NPWT デバイスを利用した限局的洗浄型 NPWT 法．創傷．**7**：110-117, 2016.
3) 榊原俊介ほか：洗浄を付加した各種 NPWT 法（NPWTci・NPWTi-d）の適正使用を目指して．形成外科．**61**：1280-1282, 2018.
4) 榊原俊介：間欠洗浄型 NPWT（NPWTi-d）と持続洗浄型 NPWT（NPWTci）の違いに関する実験的研究　瘻孔モデルによる比較．形成外科．**62**：

1148-1152, 2019.

5) Rafter, L. : Use of a soft silicone-based film dressing in negative pressure wound therapy. Wounds UK. **9** : 107-113, 2013.

6) 榊原俊介：局所陰圧閉鎖療法使用時の工夫　ソフトシリコン粘着剤付き創傷被覆材の使用. 創傷. **6** : 125-131, 2015.

7) Norman, G., et al. : Negative pressure wound therapy for surgical wounds healing by primary closure. Cochrane Database Syst Rev. **4** : CD009261, 2022.

8) Griffin, L., Leyva Casillas, L. M. : A patient-centered remote therapy monitoring program focusing on increased adherence to wound therapy : a large cohort study. Wounds. **30** : E81-E83, 2018.

9) https://www.ionprogress.com（最終アクセス 23.3.27）

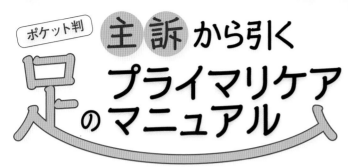
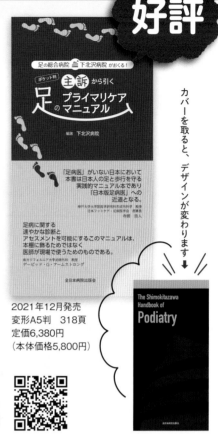
## CONTENTS

 全日本病院出版会　〒113-0033 東京都文京区本郷 3-16-4　Tel:03-5689-5989
www.zenniti.com　Fax:03-5689-8030

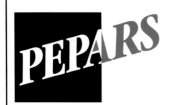

◆特集／NPWT（陰圧閉鎖療法）の疾患別治療戦略

# 重症感染創に対する NPWT 治療戦略と工夫
## ―壊死性軟部組織感染症に対する持続洗浄を付加した NPWT（IW-CONPIT）の有効性―

守永圭吾[*1]　　清川兼輔[*2]

Key Words：創内持続陰圧洗浄療法（intra wound continuous negative pressure and irrigation treatment；IW-CONPIT），局所陰圧閉鎖療法（negative pressure wound therapy；NPWT），壊死性軟部組織感染症（necrotizing soft tissue infection；NSTI），壊死性筋膜炎（necrotizing fasciitis），フルニエ壊疽（Fournie's gangrene）

**Abstract** 重症感染創の創傷治療においては，全身状態を管理しつつ，いかに感染を早く改善させるかが重要なポイントとなる．重症感染創を呈する壊死性軟部組織感染症では，浅層筋膜を細菌感染の主座として急速に壊死が拡大する疾患である．そのため全身状態は急激に悪化する予後の悪い疾患である．したがって，壊死性軟部組織感染症の治療方針としては，全身管理や組織移行性の高い抗生剤の投与をしつつ，可及的早期に創の開放やデブリードマンを行って感染の拡大と悪化を防止することである．我々は，このような重症感染創に対しては，持続的に洗浄が行える NPWT（IW-CONPIT）を創管理として用いている．IW-CONPIT は感染創を大量の生理食塩水で持続的に洗浄することで，感染の沈静化が行えることと，NPWT の持っている創面の活性化や縮小化を同時に行える方法である．本法で感染のコントロールがつき，肉芽の改善が得られたら，その後必要に応じて創閉鎖手術を考慮する．

## はじめに

重度の感染を伴う創傷治療においては，創を安全に管理しつつ，いかに感染を早く改善させるかが重要なポイントとなる．さらに，患者および医療従事者に与えるストレスや負担の軽減に加え医療経費の削減も重要なポイントとなる．しかし，感染が重症化するほど生命の危険性が高くなるだけでなく，治療に難渋し創治癒に至るまでに長期を要することも多い．筆者らはこのような感染創や難治性潰瘍に対する創内持続陰圧洗浄療法（intra wound continuous negative pressure and irrigation treatment；以下，IW-CONPIT）の有用性について，すでに数多くの報告をしてきた[1)~3)]．本稿では，特に重症度が高く致死的な壊死性筋膜炎（necrotizing fasciitis）やフルニエ壊疽（Fournie's gangrene）などの壊死性軟部組織感染症（necrotizing soft tissue infection；以下，NSTI）に対し，本法を用いていかに早く感染をコントロールして創を治癒させるかについて症例を提示しながら述べる．

## 診断と治療戦略

### 1. 診　断

NSTI は様々な様相を呈する．浅層筋膜を細菌感染の主座として急速に壊死が拡大する壊死性筋膜炎や，外陰部や肛門周囲では急速に拡大するフ

[*1] Keigo MORINAGA，〒830-0011　久留米市旭町67番地　久留米大学形成外科・顎顔面外科，准教授
[*2] Kensuke KIYOKAWA，同，主任教授

ルニエ壊疽がある．一方，壊死が筋膜にまでは拡大していないものの，それに近い所見を呈しているのが重症の蜂窩織炎である．一般的には，LRINEC（Laboratory Risk Indicator for Necrotizing Fasciitis）score でこれらは鑑別されている．しかし実際には，このスコアを過信することなく臨床所見と画像所見とを合わせて総合的に診断することが必要である．

### 2．治療戦略

いずれにしても NSTI は非常に進展速度が速く，急激な全身状態の悪化を伴う．したがって，迅速に診断し広範な壊死組織の外科的デブリードマンを早急に行うことが，救命につながる．すなわち NSTI を疑った場合には，早い段階で局所麻酔下に皮膚切開を行い，皮下組織および筋膜を観察することが重要である．そして，初回手術のデブリードマンを行った時に感染組織の残存が疑われる場合には，早い段階でセカンドルック手術を行うことも推奨されている．

救命後は，適切な創傷管理によって早期の創傷治癒を図ることが重要である．当科では，初期の感染状態に関係なく，止血が得られデブリードマンがほぼ終了した時点から IW-CONPIT を中心的な創傷管理として使用している．洗浄を伴わない従来の NPWT（negative pressure wound therapy）は一般的に感染創での使用は回避すべきとされているが，本法は持続洗浄を併用することで感染創でも安全に使用にできる．

### IW-CONPIT の実際

創面のデブリードマンが行われた後，創の形に合わせたスポンジを創面にあてる．この際チューブを 2 本フォーム材に留置する．それぞれのチューブの位置は洗浄水がむらなく洗浄できるように，創の最も離れた対角線上に留置する[4]．また創面が非常に広く，1 対のチューブで洗浄が難しい場合は，チューブを 2 対に増やすこともある．その後創全体をフィルム材でカバーし，創内を完全な密閉腔とする．フィルム材とチューブの間に隙間ができてエアーリークを生じた場合には，タフグリップ™（小林製薬社）をその隙間に充填する．その後，一方のチューブを生理食塩水のボトルに，もう一方のチューブを持続吸引器に連結する．この際，生理食塩水のボトルの地面からの高さと創の高さを同じに保つことで，生食ボトルと創内の圧較差を 0 に保つ．そして，持続吸引器からの吸引圧によって創内は常に一定の陰圧状態に維持され，しかもその陰圧に引かれて生理食塩水がスポンジを介して創内を持続的に洗浄することになる．洗浄液の量は，創の汚染度によって 1 日 2,000〜7,000 mL の間で調節する．創の観察およびスポンジ交換の頻度は 2〜3 回/週で行う．創面が広く，全身状態が悪い場合には，マンパワーが重要となる．そのため，あらかじめ必要物品や人手を確保しておく必要がある．本法を数週間施行後，創感染の沈静化と肉芽の状態の改善が得られた段階で，必要に応じて植皮や筋弁移植を行い，創を治癒させる[5]．

### 症　例

**症例 1**：48 歳，男性．フルニエ壊疽

**主　訴**：肛門部から腰部にかけての疼痛

**既往歴**：クローン病（プレドニン® 20 mg，4×，サラゾピリン® 2,000 mg，4×内服），右半結腸切除後（15 歳時）

**家族歴**：特記事項なし

**現病歴**：数年前より痔瘻を認め，近医で経過観察されていた．数日前より発熱と食欲不振および肛門部の疼痛を認めていた．自宅にて解熱鎮痛薬で経過を見ていたが，2 日前より体動困難となり近医へ救急搬送された．そこで壊死性筋膜炎と診断され，当院の救命救急センターへ緊急搬送された．

**初診時所見**：陰嚢から両鼠径および大腿後面にかけて，著明な発赤と腫脹および疼痛が認められた．特に陰嚢部からは，膿汁の排出が認められた．

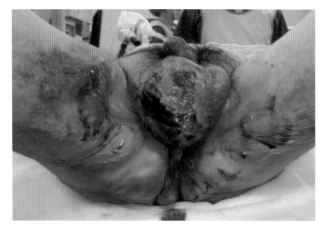

**図 1.**
症例1：初診時初見
肛門周囲に膿瘍と瘻孔を認め，陰嚢皮膚の
壊死と大腿部の握雪感を認める．

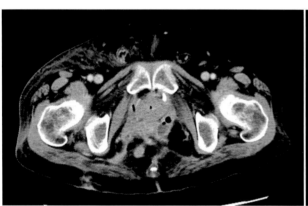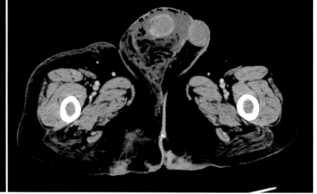

**図 2.** 症例1：CT所見　　　　　　　　　　　　　　　　　　a｜b
a：会陰部および腰部にガス像を認める．
b：陰嚢周囲にガス像および液体貯留を認める．

また，痔瘻孔よりの糞便の流出も認められた(図
1)．

　**検査所見**：CRP 30.37 mg/dL，白血球 34,100/
μL，好中球％ 93.9％と炎症反応が著明に上昇し
ていた．Alb 1.8 g/dL，Hb 7.5 g/dL と栄養状態
の低下も認められた．LRINEC score は 8(high
score)であった．CT画像では，腰部と会陰部か
ら陰嚢にかけて膿瘍形成およびガス像が認められ
た(図2)．

　**臨床経過**：以上の所見よりフルニエ壊疽と診断
し，同日に全身麻酔下に緊急デブリードマンを施
行した．手術は，砕石位でまず泌尿器科による右
精巣の摘出が行われた．その後は当科が引き継
ぎ，両側会陰部から右大腿にかけての広範なデブ
リードマンを行った(図3)．壊死は，右膝から筋

体の一部にまで進行していた．また，深部では直
腸周囲まで達しており，直腸皮膚瘻も認められ
た．直腸皮膚瘻に対しては，周囲を可及的に切開
してドレナージルートを確保した．

　洗浄処置後止血を確認し，創を開放創とした．
また，同日に人工肛門を造設予定であったが，開
腹後に腸管の癒着が激しくその造設は不可能で
あった．そのため，排便コントロールとしては肛
門管での対応となった．

　術後は挿管管理とした．翌日に泌尿器科で膀胱
瘻が造設された．この際行われた膀胱造影にて，
膀胱直腸瘻の存在も確認された．入院3週目頃よ
り肉芽の状態も改善されてきたため，ベッドサイ
ドでのスタンプグラフトを施行した．同時に創傷
管理として，IW-CONPIT を開始した．その後も

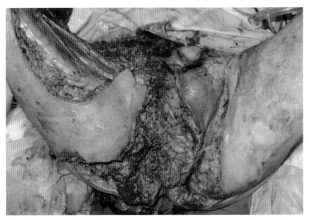

**図 3.** 症例1：初回手術所見
右陰嚢を摘出された後，壊死組織をデブリードマンし開放創とした．

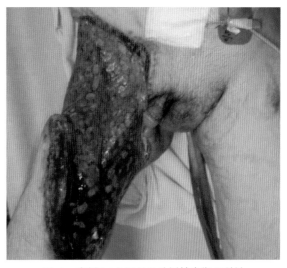

**図 4.** 症例1：2回目の分層植皮術の所見
前回の植皮片が生着されている．

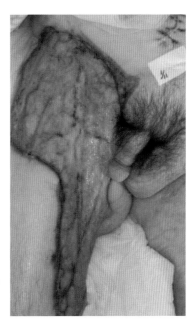

**図 5.**
症例1：初回入院時より半年経過の所見
創面はすべて上皮化されている．

週に1回の頻度でベッドサイドでのスタンプグラフトを3回続けて行い，その間 IW-CONPIT も継続して行った（図4）．この際，洗浄流量を1日2,000〜4,000 mL/day とし，陰圧を 50 cmH₂O に設定した．その頃より全身状態も大幅に改善され，鎮静および気管挿管下での全身管理は必要なくなった．60〜70％程度上皮化が進んだところで，高気圧酸素治療のために2か月間他院へ転院した．転院先で植皮などの処置は行われていなかったが，再入院時には前回入院時に移植したスタンプ状の植皮片からの上皮化がかなり進んでいた．このため，その後の創管理については浴室でのシャワー洗浄のみとした．また全身状態も非常に良好となったため，待機していた人工肛門造設術も行った．その2か月後には上皮化が完了し，退院となった（図5）．

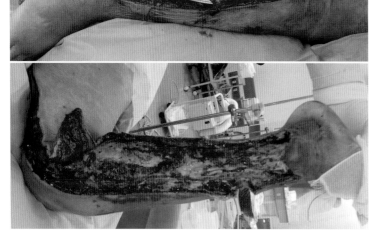

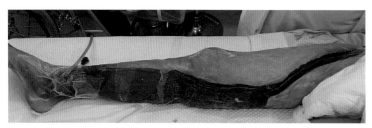

図 6.
症例2：当科初回手術所見
　a：右下腿外側，腓腹筋筋膜の壊死と皮
　　下ポケットを認める.
　b：右下肢内側，肉芽はおおむね良好だ
　　が，部分的に壊死が残存している.

図 7.
症例2
既存の NPWT 機器を用いた NPWTci を
行っている. 右下腿外側も連結させて1台
の機器で吸引を行っている.

**症例2**：60歳，男性. 右下肢壊死性筋膜炎
**主　訴**：右下肢の熱感腫脹
**既往歴**：糖尿病
**家族歴**：特記事項なし
**現病歴**：数日前より右下肢の熱感を自覚し，近医にて蜂窩織炎と診断され，外来で抗生剤の点滴加療を受けていた. しかし，疼痛が強くなり体動困難となったため，当院救命救急センターへ緊急搬送された. 搬入時よりすでに敗血症性ショックの状態となっていたため，すぐに挿管管理となった. 同日と翌日に救命センターにて下腿の試験開放が行われ，さらに迅速抗原キットによってA群β溶連菌による壊死性筋膜炎と診断された. このため，ベッドサイドにて大腿に向かって減張切開が追加された. さらに病理組織検査にて筋膜の壊死が確認され，NSTI の診断にて入院6日目に当科を紹介された.
**初診時所見**：右下肢内側には鼠径から足関節に至る減張切開が施行されており，壊死組織はおお

むねデブリードマンされていた. しかし，右下腿外側の腓腹筋筋膜に壊死の残存と皮下ポケットが認められた.
**検査所見**：入院当初，CRP 23.8 mg/dL，白血球 19,100/μL，好中球% 81.0%と炎症反応は著明に上昇していた. Alb は 3.2 g/dL で栄養状態の低下も認められた. Hb 9.0 g/dL，クレアチニン 3.14 mg/dL で，LRINEC score は 11（high score）であった. また，CK も 3,623 U/L と高値であった. CT 画像では，右鼠径から大腿と膝の内側そして下腿全体に及ぶ炎症所見が認められた.
**臨床経過**：入院8日目には全身状態がかなり改善されたため，術後9日目に当科にて全身麻酔下に，残った壊死組織のデブリードマンと皮下ポケットの切開を施行した（図6）. 翌日に止血を確認後，創傷管理として IW-CONPIT を開始した（図7）. この際，1日の洗浄流量を 3,000 mL/day，陰圧を -125 mmHg に設定した. 3週間施行後には肉芽の改善を認めたため，分層植皮術を施行し

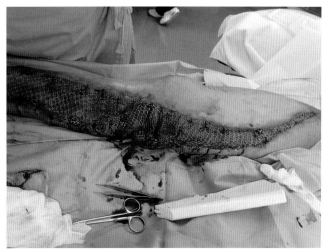

図 8.
症例 2：右下肢内側の分層植皮術の所見
Mesh graft を施行した.

a | b

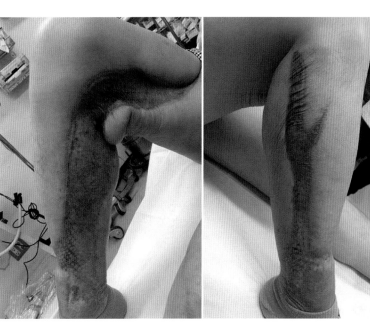

図 9.
症例 2：
　a：初回手術より 1 年の状態
　　右下肢内側. 創は上皮化治癒
　　している. 屈曲伸展に問題は
　　ない.
　b：初回手術より 6 年の状態
　　右下腿外側. 創は上皮化治癒
　　している. 屈曲伸展に問題は
　　ない.

た(図 8). この際植皮の固定には洗浄を付加しない通常の NPWT を 1 週間行った. その 2 週後には創は上皮化し, 退院となった(図 9).

### 考　察

　NSTI は, 皮下組織と筋膜に急速かつ広範囲の壊死を起こす重症感染症である. 壊死の進展速度は非常に早く, 1 時間に 2 mm 進展するという報告もある[6]. そのため, 非常に死亡率が高く予後の悪い疾患とされている. したがって, 本疾患では初期段階で迅速に診断し, 外科的デブリードマンによる広範な壊死組織除去を早急に行うことが救命のカギとなる. 当院ではこのような NSTI 症例に対しては関連各科によるチーム医療を重視しており, 救命救急科が主科として全身管理を行い, 創管理を形成外科が行っている. また, 抗生剤の選択や使用期間などについては感染制御部がコントロールしている. さらに合併する関連疾患についてはそれぞれの治療を専門の科に依頼しつつ, それらすべての科による合同カンファランスを行っている. また, NSTI 症例の治療では, 患者の包交などに関わるマンパワーも必要となる. 治療に携わる医師や看護師だけでなく, 患者の移動や移乗の介助についてもそれらを熟知している

理学療法士などの介入も重要となる.

　近年，V.A.C.® ULTA 治療システム（NPWT with Instillation and Dwelling；以下，NPWTi-d）（KCI Co., Ltd., 現，3M 社）が開発され，2017 年より我が国でも保険収載されて，感染症例に対しても NPWT の使用が可能となった．我が国でも本法（NPWTi-d）を使用した NSTI 症例に対する良好な治療成績が報告されている[7]．しかし，IW-CONPIT と根本的に異なっている点は，洗浄法が IW-CONPIT では持続洗浄であるのに対し，NPWTi-d では間欠洗浄である点である．感染創で感染を確実にコントロールするには細菌に再増殖するチャンスを与えないことが最も重要な点であることを考慮すると，持続的に洗浄する方が感染のコントロールには適していると考えられる．したがって，筆者らは NSTI などで感染が重度なほど，IW-CONPIT を行う必要があると考えている.

　感染を早期にコントロールすることを目的として，洗浄液に抗菌薬を入れて持続洗浄を行う手法，すなわち iSAP（intra-Soft tissue Antibiotics Perfusion）を用いて，NSTI などの軟部組織感染症を治療した報告が散見される[8]~[10]．しかし，IW-CONPIT では，大量の洗浄水で 24 時間持続的に洗浄を行うため，洗浄液の浸透圧や pH が創面の細胞に与える影響を無視できない．我々はこの点を考慮し，洗浄液として生理食塩水を用いることを推奨している.

　今回広範囲の壊死性筋膜炎に対し IW-CONPIT を行ううえで，工夫した点が 2 つある．1 つは，症例 1 のようにフルニエ壊疽で陰部を中心とした病巣では，陰圧の空気や洗浄液のリークを生じやすいことに対する工夫である．特に鼠径から会陰部の関節可動部にリークが多く生じやすく，これらに対しては義歯安定剤のタフグリップ™ を使用した．これにより，症例 1 のように鎮静がかかって体動がほとんどなかった症例では，リークの発生をほぼ防止することができた．ただし，鎮静がかかっていない場合では，タフグリップ™ を使用

しても体動により容易にリークを生じた．リークを一旦起こすと，周囲から便などの汚染物を創内に引き込むことになるだけでなく，洗浄液が外に漏れ，さらに陰圧がかからなくなることで NPWT の効果が消失してしまう．さらに，漏れた液により創周囲が汚染されることで，周囲の皮膚にトラブルを招き，加えて毎回の寝具の交換に非常に多くのマンパワーを要することになる．したがってこのような場合には，NPWT を用いた創傷管理にこだわらず，通常の洗浄と創部処置に徹した方がよい場合もある．また，リークを減らすもう 1 つの工夫としては，症例 2 のように創の面積が非常に広い場合には陰圧を高く設定することが必要となる．これらに対しては，通常用いられるメラサキューム™（泉工医科工業社）ではなく，より強い陰圧をかけられる既存の NPWT 機器を使用して IW-CONPIT を行うようにしている[11]．強い陰圧をかけることでスポンジやフィルムの密着性が高まることで，リークが少なくなると考えられる．ただし，症例 1 のように直腸皮膚瘻がある場合には，これらの瘻孔から便を吸引してしまう可能性がある．また，CLI のように下肢に血流障害がある場合には，強い陰圧をかけると血流をさらに悪化させる可能性があるため注意が必要である．さらに保険上，28 日間という使用期限が設けられている.

## まとめ

　重症感染症の治療のポイントは，関連各科のチーム医療による適切な全身管理と感染の早期コントロールである．そのためには，迅速な診断と早い段階での外科的処置（創の開放とデブリードマン）が重要である．さらに早期の創傷治癒を得るには，チーム医療に加え，適切な wound bed preparation が必要であり，感染のコントロールが確実かつ迅速に行える IW-CONPIT は非常に有効な方法と考えられる.

**参考文献**

1）Kiyokawa, K., et al.：New continuous negative-pressure and irrigation treatment for infected wounds and intractable ulcers. Plast Reconstr Surg. **120**：1257-1265, 2007.

2）Morinaga, K., et al.：Results of intra-wound continuous negative pressure irrigation treatment for mediastinitis. J Plast Surg Hand Surg. **47**：297-302, 2013.

3）Morinaga, K., et al.：Treatment of abdominal surgical wound dehiscence with bowel exposure and infection：using intrawound continuous negative pressure, irrigation, and application of artificial dermis. Ann Plast Surg. **82**：213-217, 2019.

4）守永圭吾：創内持続陰圧洗浄療法における洗浄効率についての実験的研究. 久留米医会誌. **75**：361-373, 2012.

5）清川兼輔ほか：創内持続陰圧洗浄療法マニュアル 感染創がこんなに早く治る⁉︎. 克誠堂出版, 2018.

6）Fajdic, J., et al.：Management of Fournier's gangrene—report of 7 cases and review of the literature. Eur J Med Res. **12**：169-172, 2007.

7）櫻井裕基ほか：【壊死性軟部組織感染症―私はこうして治療した―】有孔型網状フォームを用いた局所陰圧洗浄療法にて短期間で軽快した壊死性軟部組織感染症の3例. 形成外科. **63**：957-966, 2020.

8）北堀貴史ほか：骨軟部組織感染症に対する局所高濃度抗菌薬灌流療法（iSAP/iMAP）による治療経験. 整外と災外. **71**：62-65, 2022.

9）棗水流健二：創傷の感染制御に iSAP（intra-soft tissue antibiotics perfusion）を用いた経験. 創傷. **12**：89-97, 2021.

10）安藤恒平ほか：【CLAP による骨軟部感染抑制の実際】CLAP の臨床　NSTI に対する CLAP の応用. MB Orthop. **35**（8）：81-88, 2022.

11）榊原俊介ほか：既存 NPWT デバイスを利用した限局的洗浄型 NPWT 法. 創傷. **7**：110-117, 2016.

PEPARS No.197：16-24，2023

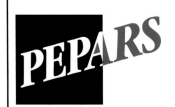

# 術後合併症における NPWT 治療戦略とその工夫

三浦隆洋[*1]　前田　拓[*2]

Key Words：negative pressure wound therapy；NPWT，術後合併症（postoperative complication），リンパ皮膚瘻（lymphocutaneous fistula），手術部位感染（surgical site infection；SSI）

**Abstract**　近年 SSI など創部感染を伴う術後合併症において，洗浄機能付き NPWT が開発され，感染制御と wound bed preparation の両立が図られてきた．さらなる NPWT における次のステップとして，いかに早く感染制御後の創傷を治癒に導くかが重要であると考える．そこで，我々は術後合併症に伴うポケットを認める症例に対し，CIEN 法と名付けた新たなコンセプト用いて治療を行い，よい結果が得られている．

特に術後リンパ漏や血腫などによる大きなポケットを伴う症例において，従来の NPWT の使用法では，深部の死腔残存を避けるためにフォームを徐々にしか小さくできない．したがって最終的なポケット閉鎖に時間を要してしまう．本稿では，リンパ漏を例に CIEN 法を用いた創傷管理法について説明するとともに，CIEN 法開発に至った背景ならびにその実際，そして本方法の注意点について述べる．

## 我々の術後合併症と NPWT 戦略

1997 年に Argenta[1]らが，難治性潰瘍に対して局所陰圧閉鎖療法（negative pressure wound therapy；以下，NPWT）を報告して以来，NPWT は創傷治癒を促進させることから，現在では様々な領域で使用されるようになった[2)3)]．また本邦では，NPWTi-d（NPWT with instillation and dwelling）治療システムが 2017 年 6 月に薬事承認され，同年 9 月に保健収載された．また清川[4)]らがメラサキュームを用いた創内持続陰圧閉鎖療法（IW-CONPIT）を報告した．さらには NPWT 機器を用いた持続洗浄システム NPWTci（NPWT with continuous irrigation）も報告され[5)]，これらの登場により SSI をはじめとする感染創に対し，これまでよりも比較的早期から NPWT の適応が可能

となった．一方，手術部位感染（surgical site infection；SSI）をはじめとする感染症や血腫・漿液腫・リンパ漏などの様々な術後合併症において，しばしばポケット形成を認める．このような症例において従来の NPWT の使用法では，ポケット閉鎖までに時間を要してしまうことが多い．結果として保険算定期間である 3 週間では不十分な症例も多く見られ，感染が制御された後のポケットを伴う創傷に対して新たな治療戦略が必要であると考えた．そこで我々は従来の NPWT の使用法である NPWT（External NPWT と区別するために以下，Internal NPWT とする）と創部外にフォームを充填する External NPWT を組み合わせた新たな治療コンセプトである Combined Internal and External NPWT：CIEN 法を報告した[6)]．ポケットを伴う術後合併症において感染が制御された症例に対して，この新たなコンセプトである CIEN 法を実施し良好な結果が得られている．ここでは CIEN 法開発に至った背景ならびにその実際，そして本方法実施における注意点について述べる．

*1 Takahiro MIURA，〒060-8638　札幌市北区北15条西7丁目　北海道大学大学院医学院機能再生医学分野形成外科学教室，助教
*2 Taku MAEDA，同，講師

## CIEN 法開発にあたる背景

### 1．Incisional（External）NPWT

NPWT の創傷治療への有効性が初めて報告されて以後，急性創傷および慢性創傷に対する wound bed preparation としての使用だけでなく，skin graft のタイオーバーや胸骨骨髄炎への適応など様々な創傷に適応が拡大され，形成外科学分野のみならず幅広く使用されるようになってきた[2)3)]．さらに 2006 年頃から閉鎖創に対する NPWT の新たな使用法である Incisional NPWT（以下，iNPWT）が報告されるようになった[7)]．2010 年には，Dragu[8)]らが wide topical negative pressure wound dressing として腹部形成術後の縫合創の周囲皮膚に広範囲のフォームをあてることで浸出液の吸引効果と創部の安静をもたらし，ドレーンの早期抜去と早期退院を可能としたことを報告した．この報告は，iNPWT をさらに周囲へ拡大した概念と考えられ，同グループは後に同方法を External NPWT と呼んでいる．iNPWT は，SSI の予防および浸出液の吸引，抗張力に対する矯正などの作用から優れたものとして報告され[7)]，本邦でも 2021 年 3 月に初めて 3M 社の 3M$^{TM}$ Prevena$^{TM}$ 切開創管理システムが保険収載された．2018 年の WHO の SSI 予防ガイドライン[9)]においても予防的 NPWT の使用が推奨されている（conditional recommendation, low quality of evidence）．このように iNPWT を含めたより創部外への NPWT の使用（External NPWT）は，近年のトピックとなっている．

### 2．CIEN 法の開発

これまで，術後合併症であるリンパ漏は非常に難治かつ再発リスクが高いとされてきたが，様々な治療法が提案されているものの治療法が確立されているとは言い難い．リンパ漏に対する従来の治療法として，圧迫や外科的なリンパ管断端の結紮など保存的治療から外科的治療にいたるまで様々な方法が行われてきた．しかし，これらの治療に抵抗性のものも多く，難治性かつ長期の治療

が必要だった[10)]．リンパ漏は，鼠径部手術における術後合併症として 1.2～5.1％に生じると報告されている[11)]．このように比較的多い合併症であることから，新たな治療法の確立が必要であると考えた．すでにこれまでにリンパ漏に対する NPWT の有効性について報告がなされていた[12)13)]が，従来の NPWT の使用法ではリンパ漏およびポケットの閉鎖が得られるまでに一定期間を要するといった問題があった．具体的には，初回にポケット内全体にフォームを充填し，フォーム交換の度にフォームを小さくしていくが，深部の死腔残存を避けるためには一度にフォームを少しずつしか小さくできない．したがって最終的なポケット閉鎖に時間を要してしまう．特に関節周囲などの可動部やリンパ漏などの浸出液の多いポケットでは，深部組織と皮弁側のズレやフォーム挿入位置よりも深部側に液貯留を伴うなどのリスクが高く，結果として難治かつ再発リスクが高いと考えられる．また大きなポケットを伴う症例では，フォームを安全に充填・交換できるよう十分な開窓が必要となり，切開を追加するなどの侵襲を伴う処置が必要になる．

そこで我々は，2020 年に術後合併症の中でも特に広範囲ポケットを伴うリンパ漏症例に対して，従来の NPWT の使用法である Internal NPWT と External NPWT を組み合わせた新たな治療コンセプトである Combined Internal and External NPWT：CIEN 法を報告した[6)]．この新たな方法は，Internal NPWT と External NPWT が相互作用をもたらすことで，複数の機序からポケットの閉鎖やリンパ管断端の圧迫，浸出液のドレナージなどを可能とした．さらに本方法は，感染が制御できている創であれば，褥瘡や術後血腫など様々なポケットを伴った創傷に適応可能かつ有効な治療法となると考えている．次項で CIEN 法の実際について述べる．

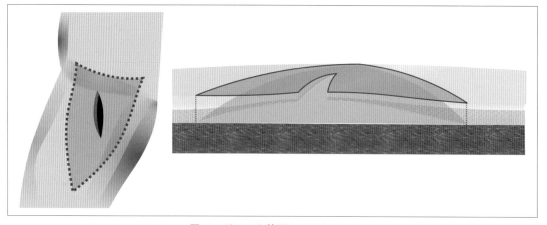

**図 1.** ポケット範囲のマーキング
開窓後，外科ゾンデなどを用いてポケットの範囲のマーキングを行い，正確な位置を把握する．

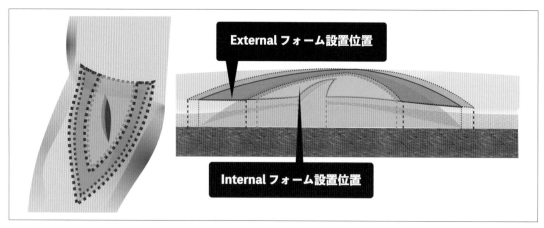

**Externalフォーム設置位置**

**Internalフォーム設置位置**

**図 2.** External および Internal フォームの設置位置
従来の NPWT と同様にて開窓部から Internal フォームの充填を行う．この際にポケットの最深部より 3〜4 cm 手前までを充填範囲とする．次に External フォームを深部側のポケットに対して皮膚の上から固定する．この際にフォームはポケットより一回り大きくし，ポケット辺縁がフォーム内に含まれるようにする．

### CIEN 法の実際

### 1．CIEN 法の手技

#### A．開窓・皮膚切開

　ポケットの最深部より 3〜4 cm ほど内側までフォームを充填するため，フォーム充填に必要な最低限の範囲を切開する．切開後のポケットの正確な範囲を，外科ゾンデなどを用いて皮膚上にマーキングする（図1）．

#### B．Internal NPWT と External NPWT の　　　フォーム挿入・固定

　開窓・ポケットのマーキングを行った後，従来の NPWT と同様にポケット内に開窓部から

フォームの充填を行う．この際に従来の方法とは異なり，ポケットの最深部より 3〜4 cm 手前までを充填範囲とする（Internal NPWT）．次にフォームを充填しなかった深部側のポケットに対して皮膚の上からフォームを固定する（External NPWT）（図2）．この際にフォームは瘻孔より一回り大きくし，リンパ管断端の露出があると考えられる瘻孔の辺縁がフォームのカバー範囲に含まれるようにする．一回り大きくするのは，開窓状態でのポケット辺縁部をフォーム設置範囲の外縁を設定した場合，フォームによる創部の収縮作用により，ポケット上の皮膚が創縁側へ移動することで，実際のポケット外縁はさらに外側にあることとなる

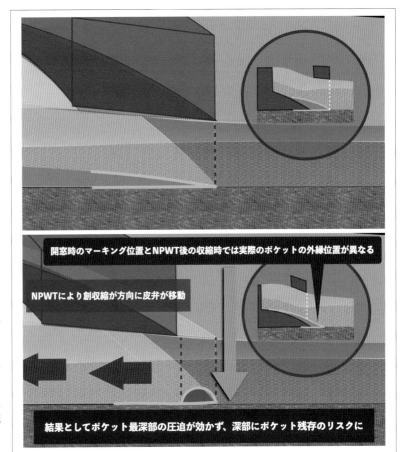

**図 3.**
External フォームの設置位置の
注意点
開窓状態でのポケット辺縁部を
フォーム設置範囲の外縁として
設定した場合，フォームによる
創部の収縮作用により，陰圧負
荷時にはポケットの外縁を圧迫
できていない可能性がある．

開窓時のマーキング位置とNPWT後の収縮時では実際のポケットの外縁位置が異なる

NPWTにより創収縮が方向に皮弁が移動

結果としてポケット最深部の圧迫が効かず，深部にポケット残存のリスクに

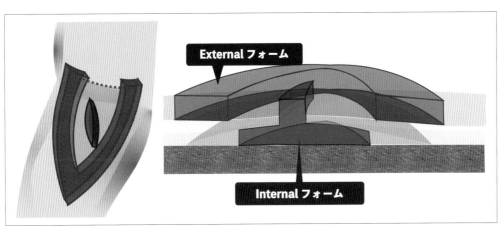

External フォーム

Internal フォーム

**図 4.** ブリッジングと陰圧負荷
Internal および External フォームの 2 つを連結させることで，陰圧負荷時に大きな 1
つのフォームとして作用させる．

ためである．つまり，ポケット外縁の圧迫ができ
ず，効果は不十分となり得るためである．なお創
部内外のフォームで皮膚が挟まれないように注意
する（図 3）．

### C．ブリッジングおよび陰圧負荷

この 2 つのフォームを連結させることで，陰圧
負荷時に大きな 1 つのフォームとして作用するよ
うにする．上記のセッティングを終えたのちに陰
圧負荷を開始する（図 4）．

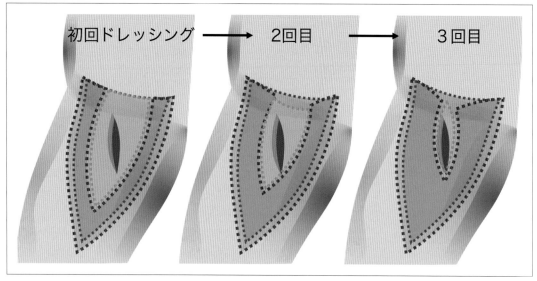

**図 5**. フォーム交換毎のドレッシング範囲の変化
2回目以降のフォーム交換では, 徐々に Internal NPWT のサイズを縮小させ, External NPWT の範囲を広くする.

### D. フォーム交換ごとの変化

2回目以降のフォーム交換では, 徐々に Internal NPWT のサイズを縮小させ, External NPWT の範囲を広くし, 瘻孔閉鎖までこの手順を繰り返す(図5).

### 2. CIEN 法の治療機序

### A. ポケット・瘻孔の圧迫作用

CIEN 法では, 死腔内へのフォーム使用により潰瘍底とフォームが一体化する. 同様に創部外へのフォーム使用により皮弁側とのフォームの一体化が図られる. これらの2つのフォームをブリッジングによって連結させることで, この2つのフォームの相対的位置関係が固定される(図6). これにより潰瘍底と皮弁の相対的位置関係が固定される. これらが陰圧負荷によって全体が縮小するベクトルを持つ. このベクトルは創部の縮小方向への力と深部への圧迫のベクトルに分解される(図7).

これにより死腔深部からの圧迫と創部内へ挿入したフォームによるリンパ液のドレナージを可能とし, さらに創部全体の固定効果による安静度の担保が可能となる.

### B. 創部の安静効果

従来の圧迫による保存治療では, 体動によって深部の潰瘍底にある筋肉などに動きが生じるため, ポケット上の皮膚との安静が図られず, 癒着が遷延しやすい. CIEN 法を行うことで, 潰瘍底と Internal フォームが密着し一体化し, External フォームがポケット上の皮膚と一体化する. これらをブリッジングで連結することによる創部の潰瘍底を中心とした位置関係が固定されるため, 体動によるずれの影響を極めて小さくすることが可能となる.

### C. リハビリの早期開始と入院期間の短縮

創部の高い安静効果により, 体動によるずれなどの影響が少ないため, 術後早期のリハビリ開始が可能である. 結果として入院期間の短期間化に寄与することが可能となる.

### D. 最小限の侵襲性

術後 SSI などの感染例では, 広範囲の創部開窓が必要となる場合が多いが, 感染を伴わない漿液腫やリンパ漏などの術後合併症においては, 癒着および圧迫を External NPWT が担うため, Internal フォームのサイズは従来よりも小さく済ませることが可能となる. つまり, 開窓の長さをより短くすることが可能となり, 術後の患者に対する物理的侵襲を低減でき, 同時に精神的負荷も軽減されるものである.

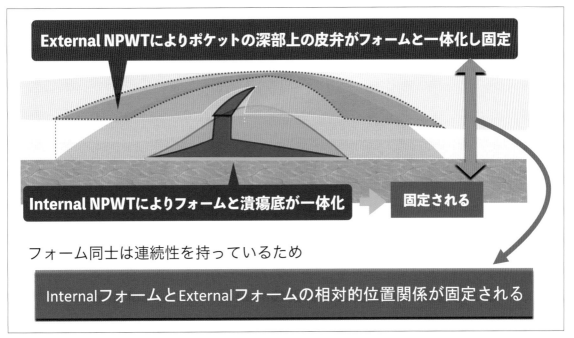

**図 6.** 潰瘍底と皮弁の相対的位置の固定
　陰圧負荷により潰瘍底とフォームが固定され，External フォームによって皮弁側とも固定される．これらの2つのフォームをブリッジングによって連結させることで，この2つのフォームの相対的位置関係が固定される

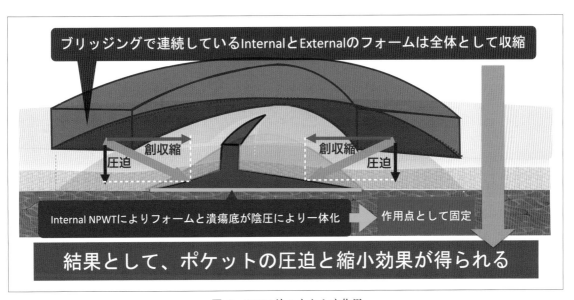

**図 7.** CIEN 法のもたらす作用
　陰圧負荷によって全体が縮小するベクトルを持つ．このベクトルは創部の縮小方向への力と深部への圧迫のベクトルに分解される．

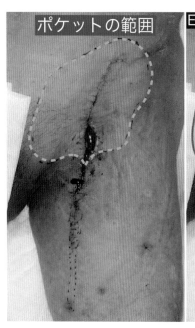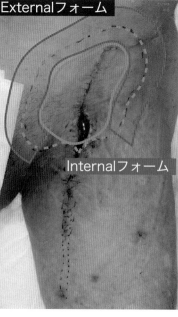

図 8.
ポケットの範囲とフォーム設置位置の相関
ポケットの範囲に対して(a)，辺縁から数 cm 外側に至る範囲に External フォーム，そのすぐ内側までの範囲に Internal フォームを設置する(b)．
（文献 6 より引用改変）

## 症　例

### 症例 1：67 歳，男性

右鼠径部のリンパ節郭清術後に創部リンパ漏を生じた．術後最大 1 日のドレーン流量 347 mL にまで達しており，局所の圧迫治療などの保存的治療にも抵抗性であった．病理組織学的評価で悪性腫瘍の残存がないことを確認し，術後 15 日より CIEN 法によるリンパ漏閉鎖ならびにポケット閉鎖を図った．切開開窓後に外科ゾンデなどを用いてポケットの範囲をマーキングした（図 8-a）．吸引圧は −200 mmHg とした．ポケット範囲の数 cm 外側まで覆うように External フォームをあてた．また開創した切開部から External フォームのすぐ内側まで Internal フォームを挿入し，ブリッジングを行って NPWT を開始した（図 8-b）．CIEN 法開始後 14 日目に浸出液はほぼ 0 となり，ポケット閉鎖も得られた．

### 症例 2：60 代，男性

CIEN 法における注意すべき点合併症として創縁の虚血性変化が挙げられるため，本症例を提示する．左鼠径部のリンパ節郭清術後に創部リンパ漏を生じた．術後 1 日あたり 150 mL 以上のドレーンからの排液を認めた．本症例においても局所の圧迫およびベッド上安静，そしてミノマイシ

ンの局注療法などの保存的治療に抵抗性を示したことから術後 32 日より CIEN 法を開始した．症例 1 同様吸引圧は −200 mmHg とした．この症例では，長軸方向にポケット残存範囲が広かったこともあり，2 か所の開窓を行う一方で創部の切開を最小限にすべくフォーム交換時のポケット内へのフォーム付着・残存を避けるため，ポリビニルアルコール製フォームを使用した（図 9-a，b）．しかし CIEN 法開始 3 日目に潰瘍周囲の皮膚色調の悪化を認め，一度中止せざるを得なかった（図 9-c）．うっ血を疑う皮膚色調の悪化を招いた背景として，潰瘍周囲を全周性にカバーしてしまったこと，Internal フォームとして使用したポリビニルアルコール製フォームが素材として硬く，これを高陰圧かつ連続モードで使用したことにより，うっ血をもたらした可能性が考えられた．その後数日間のインターバル後，色調の改善が見られたことから CIEN 法を再開した．前回の合併症を回避するため，NPWT の設定を AI モードとし圧設定も −80/−40 mmHg と低めの設定とした．また Internal NPWT としてドレーンアクセサリーを使用，また External NPWT も部位を限定して施行した．その後の経過は良好であり，CIEN 法再開後 12 日でポケットは閉鎖が得られた．

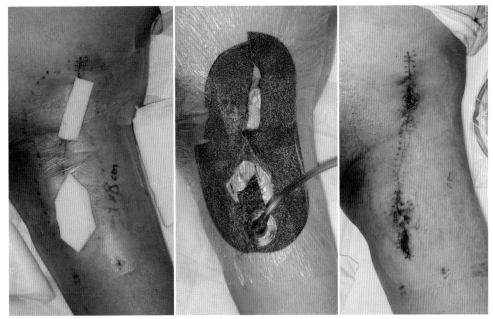

a | b | c

**図 9.** 症例 2 における実際のフォーム設置位置と合併症

長軸方向にポケットが広く，2 箇所の開窓からフォーム付着・残存が生じにくいポリビニルアルコール製フォームを使用した(a)．またポケット辺縁全体を覆うように External フォームを設置した(b)．開窓部周囲の皮膚の色調変化を認めた(c)．

(文献 6 より引用)

## 注意点

　症例で示したようなリンパ節郭清術後に限らず，術後創部合併症後の創縁血流が不安定となっている症例は少なくない．External NPWT によって創縁や周囲の皮膚が圧迫され虚血に陥るリスクがあるため，フォームの選択や固定位置，吸引圧の設定や治療モードについて注意が必要である．

### 1．フォームの設置位置

　我々は，創部の状況変化にすぐ対応できるように，開窓した創縁を可視化できることが望ましいと考えている．したがって創縁にはフォームを設置しないようにし，日々観察可能なように心がけている．また創部周囲を全周性に External フォームが覆ってしまうことのないように配慮している．

### 2．吸引圧およびモード設定

　吸引圧設定については，議論の余地がある．Willy らは，エキスパートオピニオンとして，リンパ漏に対する NPWT を用いた治療では，リンパ管断端の圧迫作用などから－200 mmHg を推奨

している[14]．一方で自験例のように創縁血流が不安定である可能性がある場合などは，－200 mmHg を用いるのは注意を要する．我々は CIEN 法開始にあたり，間欠モードかつ上の圧が－100 mmHg 前後の吸引圧から開始し，創縁の状況を確認しながら連続モードへ移行，さらには吸引圧を上げていくといったステップを経ることとしている．

### 3．フォーム選択

　本方法においては，ポリビニルアルコール製のフォームは通常のフォームに比べて素材が硬いため，使用には注意が必要である．我々は，症例 2 で提示した経験から，本方法実施にあたりポリウレタンフォームを使用している．ポケットが細長いなどの形態から安全なフォーム交換のためには大きな開窓が必要な場合においては，ドレーンタイプのアクセサリーを用いることも選択肢と考えている．

### 4．局所の感染制御が不確実な場合

　局所の感染制御がなされている場合に CIEN 法は実施可能であるが，感染制御が不確実な状況で

はこの方法の導入は回避すべきであると考えている．すなわち感染リスクが高い症例や SSI などの開窓後で感染制御がまだ不確実な症例においては，十分な開窓を行ったうえで，NPWTi-d や NPWTci などを実施し，その上で局所の状況を見て CIEN 法に移行を検討すべきである．

## おわりに

近年 SSI など創部の感染を伴う症例において，IW-CONPIT や NPWTci，NPWTi-d などが開発され，感染制御と wound bed preparation の両立が図られてきた．我々は，NPWT における次のステップとして，いかに早く感染制御がなされた後の創傷を治癒に導くかが治療のみならず医療費削減の観点からも重要であると考えている．本稿では，リンパ漏を例に CIEN 法を用いた創傷管理法について説明したが，感染の制御に留意する必要性はあるものの，様々なポケットを有する創傷に有効な方法である．

### 参考文献

1) Argenta, L. C., Morykwas, M. J. : Vacuum-assisted closure : a new method for wound control and treatment : animal studies and basic foundation. Ann Plast Surg. **38** : 553-562, 1997.
2) Andrews, B. T., et al. : Management of the radial forearm free flap donor site with the vacuum-assisted closure(VAC)system. Laryngoscope. **116** : 1918-1922, 2006.
3) Mouës, C. M., et al. : A review of topical negative pressure therapy in wound healing : sufficient evidence? Am J Surg. **201** : 544-556, 2011.
4) Kiyokawa, K., et al. : New continuous negative pressure and irrigation treatment for infected wounds and intractable ulcers. Plast Reconstr Surg. **120**(5) : 1257-1265, 2007.
5) 榊原俊介ほか：【形成外科 Topics！】洗浄を付加した各種 NPWT 法(NPWTci・NPWTi-d)の適正使用を目指して．形成外科．**62**：1087-1094, 2019.
6) Miura, T., et al. : Combined internal and external negative pressure wound therapy : breakthrough treatment for lymphocutaneous intractable fistula. Surg Today. **51**(10) : 1630-1637, 2021.
7) Gomoll, A. H., et al. : Incisional vacuum-assisted closure therapy. J Orthop Trauma. **20** : 705-709, 2006.
8) Dragu, A., et al. : Wide topical negative pressure wound dressing treatment for patients undergoing abdominal dermolipectomy following massive weight loss. Obes Surg. **21** : 1781-1786, 2011.
9) World Health Organization.(2018). Global guidelines for the prevention of surgical site infection, 2nd ed. World Health Organization.
10) Porcellini, M., et al. : Lymphoceles complicating arterial reconstructions of the lower limbs : outpatient conservative management. J Cardiovasc Surg. **43** : 217-221, 2002.
11) Abai, B., et al. : Lymphorrhea responds to negative pressure wound therapy. J Vasc Surg. **45** : 610-613, 2007.
12) Greer, S. E., et al. : The use of subatmospheric pressure dressing therapy to close lymphocutaneous fistulas of the groin. Br J Plast Surg. **53** : 484-487, 2000.
13) Dosluoglu, H. H., et al. : Preservation of infected and exposed vascular grafts using vacuum assisted closure without muscle flap coverage. J Vasc Surg. **42** : 989-992, 2005.
14) Willy, C., et al. : Experimental basis I-review of the literature. The theory and practice of vacuum therapy scientific basis, indications for use, case reports, practical advice. 1st ed. p. 267-269, Lindqvist Book Publishing, Ulm, 2006.

# 図解 こどもの あざとできもの

## 診断力を身につける

**編集**　順天堂大学浦安病院形成外科　林　礼人
　　　　赤坂虎の門クリニック皮膚科　大原國章

2020年8月発行　B5判　138頁　定価6,160円（本体5,600円＋税）

好評

臨床写真から検索できるアトラス疾患別目次付き!!

## "こども" の診療に携わる すべての方に送る!

皮膚腫瘍外科をリードしてきた編者が経験してきた64疾患520枚臨床写真とできもの（腫瘍）とあざ（母斑）の知識をぎゅっと凝縮しました!!

## CONTENTS

弊社紹介
ページはこちら

**全日本病院出版会**
〒113-0033 東京都文京区本郷3-16-4　Tel：03-5689-5989
www.zenniti.com　　　　　　　　　　　　Fax：03-5689-8030

PEPARS　No.197：26-33，2023

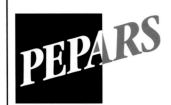

◆特集／NPWT（陰圧閉鎖療法）の疾患別治療戦略

# 頭頸部再建後の瘻孔や死腔における NPWT 治療戦略

飛田美帆*1　市川佑一*2　水野博司*3

**Key Words**：局所陰圧閉鎖療法（negative pressure wound therapy），頭頸部再建（head and neck reconstruction），遊離皮弁（free flap），術後合併症（postoperative complication），瘻孔・死腔（fistula・dead space）

**Abstract**　頭頸部再建術後の術後合併症の１つが皮弁と移植床の間の瘻孔・死腔形成であり，局所陰圧閉鎖療法（NPWT）は頭頸部再建術後に生じた瘻孔・死腔に対して有効な治療法である．NPWT で頭頸部再建術後に生じた瘻孔・死腔を治療するには，まず症例に応じた NPWT の機種を選択し，NPWT を今後の治療方法を加味した有効なタイミングで開始して適切な期間で装着を行う必要がある．そして，装着の前には瘻孔の咽頭口腔内開口部を確認しリークなく装着が行えるかを検討しておく．実際に装着，フィラーの充填，陰圧・浸漬の設定を行う際には頭頸部の立体的な解剖学的特徴や皮弁再建術後という特徴を踏まえた工夫を要する．これらの注意点を踏まえて適切に NPWT の装着を行うことで，トラブルなく治療が継続でき，瘻孔・死腔の速やかな閉鎖が達成できる．

## はじめに

　頭頸部癌切除後の広範囲な欠損の充填には皮弁を用いた再建が一般的であるが，その術後合併症の１つに皮弁と移植床との間の瘻孔・死腔形成が挙げられる．瘻孔・死腔形成の原因としては，皮弁壊死や残存組織の血流障害による縫合不全，欠損を充填する組織量の不足，局所感染などが挙げられる．また患者に起因する危険因子として低栄養状態，糖尿病などの合併疾患および術前後の放射線照射が報告されている[1]．術後に瘻孔や死腔が形成されると，その後の経口摂取の開始や追加治療が遅延するだけでなく，時には唾液の漏出に伴う深刻な感染により皮弁の壊死や頸動脈の破裂など，重篤な合併症を惹起する恐れがある．2010年より本邦に導入された局所陰圧閉鎖療法（negative pressure wound therapy；以下，NPWT）は，頭頸部再建術後に生じた縫合不全に伴う瘻孔や死腔形成，リンパ漏や手術部位感染（surgical site infection；SSI）による創感染に対しての治療法としても有用性が報告されている[2]．

　本稿では，治療に難渋した自験例の経験を踏まえて，頭頸部再建術合併症の瘻孔・死腔における NPWT 装着のポイントや成功に導くための細かな注意点について概説する．

## NPWT 装着のタイミング

　頭頸部再建術後の瘻孔・死腔形成は何らかの感染徴候の確認を契機に発見されることが多いため，早期発見には創周囲の色調変化や腫脹の確認が重要である[3]．感染が疑われた場合には，皮弁移植部の癒合不全による感染なのか，血腫やリンパ液の貯留が契機の感染なのかを見極める必要があり，速やかな試験開創が検討される．遊離皮弁術の後では，皮下直下に血管茎や吻合部位がある可能性があるため注意が必要である．開創の時点

*1 Miho TOBITA，〒113-8431　東京都文京区本郷 3-1-3　順天堂大学医学部附属順天堂医院形成外科，助手
*2 Yuichi ICHIKAWA，同，助手
*3 Hiroshi MIZUNO，同大学大学院医学研究科形成外科学講座，教授

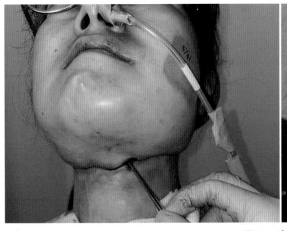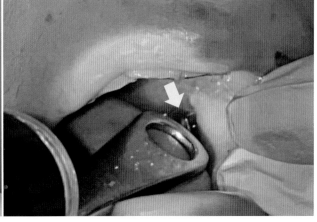

a | b

**図 1. 瘻孔部位の同定**

a：舌癌切除と前外側大腿皮弁による再建を行った後，皮弁の癒合不全により
感染が生じた症例．頸部を開創しドレナージを行い，開創部より鑷子を挿入
して瘻孔内腔を確認した．

b：口腔内から鑷子の先端（黄色→）が目視できる．

で膿性貯留液を認めるなど重度の感染が成立して
いる場合は，まずは連日用手的な洗浄処置を行っ
て感染極期のコントロールを試みる．その際に洗
浄液の口腔内への逆流やゾンデを用いた瘻孔部位
の同定を試みる（図 1）が，粘膜を損傷して瘻孔を
開大させないように慎重に行う．並行して嚥下造
影検査や直視下で患者に嚥下をしてもらい瘻孔部
位の同定を試みる．当院では瘻孔部位が同定でき，
処置時に膿性貯留液が認めなくなり局所感染が軽
減した段階で，NPWT の装着を開始している．

## NPWT の治療期間

NPWT の治療期間は治療戦略により異なって
くる．周囲の血流がよく NPWT で肉芽の増生と
閉創が見込めるような小さい瘻孔の場合は，保険
診療内の最長使用期間である 4 週間を念頭に
NPWT を開始し，肉芽増生の程度を見ながら
NPWT 継続か追加手術に切り替えるかを検討す
る．NPWT のみで閉鎖が難しい大きさの瘻孔や
血流の悪い組織で死腔が生じている場合には，追
加手術を念頭に wound bed preparation や患者の
ADL を保つ目的で NPWT を開始する．その際は
治療開始時に追加手術の日程を仮決定しておき，
装着期間が最大 4 週間を過ぎないように留意する

が，植皮を行う場合には NPWT を植皮固定に使
用できると術後管理が簡便になるので装着日数を
調整するとよい．

## NPWT の機種の選択

当院では主に RENASYS® TOUCH 陰圧維持管
理装置（以下，RENASYS® TOUCH）（スミス・ア
ンド・ネフュー社）と 3M™ V. A. C.® Ulta 治療シ
ステム（以下，V. A. C.® Ulta）（3M 社）を使い分け
ている．頭頸部の場合は基本的に感染を契機に瘻
孔や死腔が生じていることが多いため V. A. C.®
Ulta の間歇洗浄型局所陰圧閉鎖療法（negative
pressure wound therapy with instillation and
dwell time；以下，NPWTi-d）で開始し，その後
適宜陰圧モードに変更し治療を行う．ただし症例
に応じて RENASYS® TOUCH を用いることも少
なくない．

**V. A. C.® Ulta**：唾液による継続的な汚染のリ
スクがある場合や，特に下顎再建などプレート等
の人工物が挿入されている場合に使用する．頭頸
部症例における欠点としては，本体が大きく重量
も重いためリハビリなどで ADL を維持・向上す
る必要がある場合には適していない．また連結
チューブのパッド部分の素材が固いため，関節部

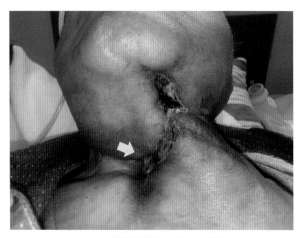

図2. 開創部周囲の凹凸の様子
フィルムの貼り代に瘢痕による凹凸がある(赤→).
フィルムの貼り代近辺に気管孔がある(黄色→).

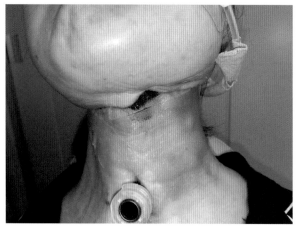

図3. 創傷被覆材を用いた皮膚の保護
頸部にデュオアクティブ®(Convatec社)を貼付し
フィルムの貼り代となる皮膚を保護した.

への装着にストレスがある点や褥瘡などの皮膚トラブルが散見される. 吸引圧を自動修正するための断続的な陰圧負荷音が耳障りという訴えがある.

**RENASYS® TOUCH**:一定の陰圧もしくは可変式の陰圧設定が選択できる. 洗浄機能が搭載されていないため, 装着する創部に active な感染がないことが望まれる. 本体がコンパクトで持ち運びが容易なため患者の装着ストレスが V. A. C.® Ulta に比し少ない印象がある. 患者に接着する連結チューブはソフトポートを採用しており, 可動域の広い頸部の動きにも追従しやすい構造になっている. なお本機種に吸引チューブや被覆材を用いて工夫することで NPWTi-d を行う方法も報告されており, 本機種のみの採用の病院でも同療法は可能である[4].

### 装着の工夫

頭頸部の瘻孔・死腔治療における NPWT 機器の装着は, 立体的な解剖学的特徴, また皮弁再建術後という特徴があるため工夫を要する. また盲目的に瘻孔・死腔にフィラーを充填してしまうと, フィラーが障害となり瘻孔を完成させ得るため, フィラーの充填方法にも考慮すべきである.

### 1. リーク・閉塞予防

頭部頸部再建術後では以下の理由から, フィルムと皮膚の間に隙間が生じやすい. ① 表皮剥離や潰瘍形成などの皮膚トラブルが生じている, ② 男性の顎は有毛部である, ③ 頭頸部は立体的な構造をしており, かつ首は左右に可動し口唇や眼瞼は開閉を行う. ④ 開創部の凹凸や気管孔がある(図2). これらの課題を克服するための工夫について説明する.

まず ① に関してはフィルムの装着部位に皮膚トラブルがないかの確認が重要である. 特に頭頸部再建術後の患者の皮膚は加齢や放射線照射などにより乾燥していることがありトラブルが生じやすい. 皮膚トラブルはフィルムが剥がれる原因となるだけでなく, 重篤な場合は NPWT を中断せざるを得なくなる. 対策としては, フィルム装着部位にセキュラ®ノンアルコールスキンプレップ(スミス・アンド・ネフュー社)や3M™キャビロン™非アルコール性皮膜(3M社)などの被膜剤を塗布する. すでに皮膚剥離などのトラブルが生じていれば, デュオアクティブ®(Convatec社)などの薄型のハイドロコロイドを創縁に貼付し皮膚を保護してからフィルムを貼付するとよい(図

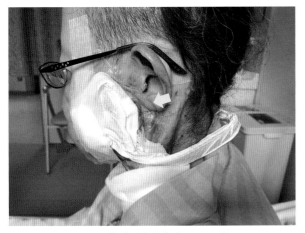

図 4. 装着困難な部位への工夫
口唇周囲は可動でフィルムが剥がれやすいため，
ガーゼで圧着して補強した(赤→).
耳にかかる部分はジェルパッチを貼付し，少ない
貼り代でもフィルムが剥がれないよう補強した
(黄色→).

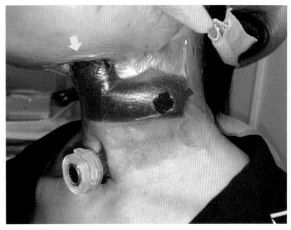

図 5. 閉塞回避目的のブリッジング法
瘻孔(黄色→)が屈曲部にあり，閉塞を予防するた
めに吸引ポート(赤→)の装着位置をブリッジング
し移動した.

3). また，顔面は皮脂の分泌が盛んな部位であり，皮脂もフィルムが剥がれやすくなる原因となる. 前述の被膜剤で皮脂をよく拭き取ってからフィルムの貼付を行う.

② に関しては，NPWT の装着前や交換時には顎髭の剃毛を忘れずに行う必要がある. 頭髪もフィルム装着部位に重なる場合には剃毛し，フィルムと皮膚とがしっかりと接着するようにする.

装着を行う際のポイントは，③ の頭頸部の立体的構造と頸部の広い可動域により皮膚に皺が生じやすいという点と ④ の閉創部の凹凸や気管孔が近く貼り代に制限があるという点である. 実際の装着時は患者に上を向いてもらい前頸部を伸展させて装着を行う. 屈曲位で装着を行うと頸部が伸展した際に皮膚が引き伸ばされてフィルムとの間に隙間が生じてしまう. フィルムは極力耳や口唇・気管孔に及ばないように大きさの調整を試みるが，やむを得ず貼り代になる場合は，少ない貼り代やフィルム幅で有効に接着できるよう RENASYS® ジェルパッチ(スミス・アンド・ネフュー社)や 3M™ Snap® セキュアリング™(3M 社)を利用して貼付する. これらの補強材は，創縁の凹凸を減らす際にも使用可能である(図 4). そ

れでもなおリークを検知する場合は，リークを生じている部位に綿球を重しとして置き，綿球ごとその上からフィルムを貼って圧着させる方法をとる. 気管孔が陰圧ポートと干渉しないようにポートの装着位置に配慮することも重要であり，必要であればブリッジングを行って，ポートの位置を頸部の比較的動きの少ない部位や気管孔に支障のない位置へ移動させる(図 5).

2. フィラーの選択

フィラーを瘻孔・死腔内全体に充填し続けると，フィラー自体が瘻孔・死腔内部の組織同士の癒着の妨げになることがある. 開始初期はしっかりとフィラーを充填する方が創部環境を整えるのに適しているが，交換の際には瘻孔・死腔の大きさを毎回確認し徐々に充填するフィラーを縮小させていくとよい. また，瘻孔の場合は奥までフィラーを詰めすぎると，咽頭口腔内開口部からのリークを感知しやすくなる可能性がある. 他の工夫としては，開口部にのみ小さくフィラーを充填し陰圧で瘻孔を閉塞しリークを予防するという報告もあり参照されたい[5].

3. コンタクトレイヤーの工夫

フィラーと創面は直接接着している方が速やか

に肉芽を形成できる．しかしフィラーを剝がす際の疼痛が強い場合は，フィラーと創面の間にコンタクトレイヤーを敷き込むと効果的である．例えばエスアイエイド®・メッシュ（アルケア社）やトレックス®（富士システムズ社）などの製品であるが，コンタクトレイヤーを敷き込むことで肉芽がフィラーの網目に直接入り込むことが減るため疼痛が軽減できる．また軽微な感染が生じる場合や感染リスクが高い場合には，感染対策のコンタクトレイヤーとして Sorbact® コンプレス（センチュリーメディカル社）を使用する．Sorbact® コンプレスは細菌を結合できるため，フィラーを装着した閉鎖環境でも細菌の増殖が抑制でき，フィラー交換の際には Sorbact® コンプレスも交換することで感染コントロールに効果的と考える．またフィラー交換の際の疼痛を軽減することもできる．

### 装着前の確認と工夫

前述の装着の工夫を行っても，NPWT がリークを検知して治療が継続できない場合がある．その原因として，NPWT が瘻孔の咽頭口腔側開口部からの空気の流入をリークと感知してしまうことが挙げられる．そのため，NPWT 装着の前には瘻孔の開口部の大きさを確認し，必要に応じて閉鎖方法を検討しておく必要がある．機械がリークと感知する大きさがどれほどかは不明だが，経験的には 2×2 cm 程度以下であればアラームは鳴らない程度のリークのみで陰圧加療は継続できていた．応急的ではあるが，口腔内に開口部がありリークを感知した場合には，アクアセル® Ag（Convatec社）などのハイドロファイバーを開口部に充填すると有効なことがある．上記工夫を行ってもリークを検知する場合は NPWT の使用は一旦回避して肉芽の増生を待つ．

### 陰圧・浸漬の設定

主に用いる V. A. C.® Ulta の設定について述べる．陰圧の設定は，創周囲血流の増加率が最大となる −125 mmHg で開始することが多く，頭頸部

再建術後の瘻孔・死腔に対して NPWT を装着した他の報告と同様である[6)7)]．陰圧負荷の程度で創収縮効果に明らかな差はない[8)] という報告があるため，疼痛の訴え・創縁の虚血・皮膚の炎症徴候が生じている場合は陰圧の設定を下げているが，基本的に −75 mmHg よりは下げずに使用している．浸漬に関する項目設定は，リークがしやすい部位であることを踏まえ，生理食塩水の量はフィラーが浸水する最小限で，また浸漬に適した平面の形状の死腔があることは頭頸部では少ないため，リークのリスクを減らす面からも浸漬時間は 1 秒に設定することが多い．

### 症　例

**症例 1：55 歳，男性**

右下顎歯肉癌 cT4N0M0stage Ⅳ の診断で右下顎区域切除と腓骨皮弁による下顎と軟部組織再建を行った．術後 13 日目に右下顎部に発赤と腫脹を認めたため開創．皮弁・口腔底粘膜縫合部と口腔前庭の粘膜縫合部の離開を認め，移植した腓骨・プレートが露出し唾液が頸部に流出していることが判明した．連日用手的洗浄処置を行い，創部の感染徴候が消退し排膿が減少した術後 30 日目から V. A. C.® Ulta を用いた NPWTi-d を開始した（図 6-a～c）．フィルムの装着は前頸部を伸展させ，腫瘍切除時の皮切部の皺を伸ばしながら貼付した．フィラーは頸部から下顎前面の瘻孔部に充填し，口腔内の瘻孔開口部手前まで充填した．陰圧は −125 mmHg，浸漬量 12 mL，吸引時間 3.5 時間，浸漬時間 1 秒で設定した．下顎は有毛部であるため装着前と交換時に適宜剃毛を行った．その後フィラーを週 1 回で交換しながら合計 23 日間装着し，終了時には口腔内の瘻孔開口部は閉鎖し露出していた腓骨上も完全に良好な肉芽で被覆された．

最終的に自己処置可能となったため術後 54 日目に退院となった（図 6-d～f）．

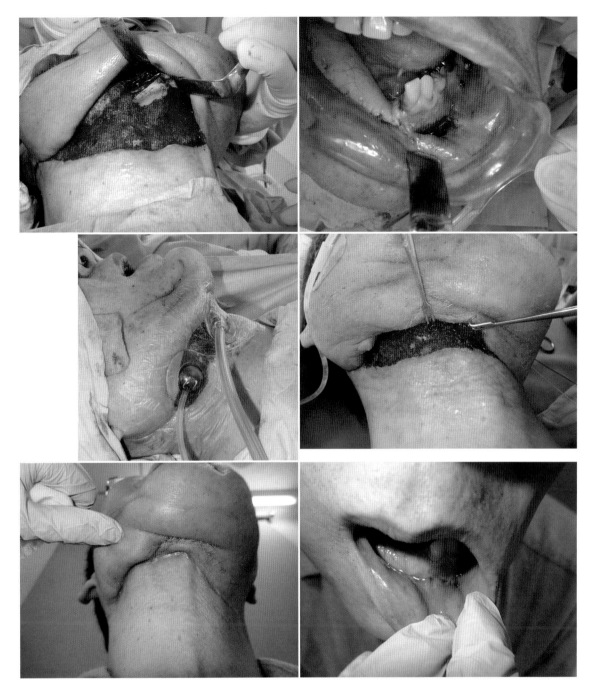

|a|b|
|c|d|
|e|f|

**図 6.** 症例 1

a：NPWTi-d 開始前．右下顎から移植した腓骨・プレートが露出している．

b：NPWTi-d 開始前．口腔内の縫合不全部からプレートが露出している．同
　部位は縫合し閉鎖した．

c：V. A. C.® Ulta(3M 社)装着後

d：NPWTi-d 開始から 13 日目．右下顎潰瘍は収縮し，腓骨上は良好な肉芽に
　覆われた．

e：術後 5 か月目．右下顎は瘢痕治癒した．

f：術後 5 か月目．口腔内離解部も治癒している．

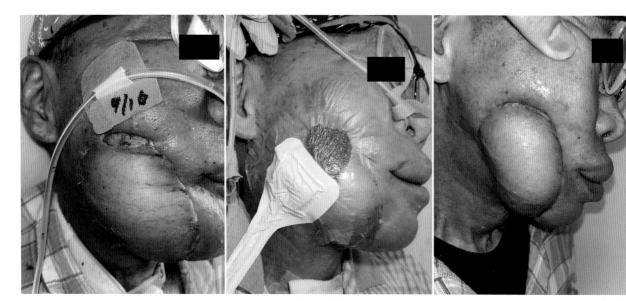

図 7. 症例 2

a｜b｜c

a：NPWT 開始前．皮弁と頬部皮膚が離開しており，耳前部へ向かって死腔
　を形成している．

b：NPWT 装着．ポートのフィルムが口唇にかからないように外側尾側へ
　ブリッジングした．

c：術後 1 か月目．離開部は癒合している．今後，trap door 変形に対して修
　正予定である．

**症例 2**：73 歳，男性

　中咽頭癌再発 T4aN2bp16 の診断で化学療法後に下顎区域切除と腹直筋皮弁による軟部組織再建とチタンプレートによる下顎再建を行った．術後経過は良好であったが，術後 16 日目に頬部皮膚と皮弁の間に創離開と死腔形成が認められた（図 7-a）．漿液性の滲出液と感染徴候はなく口腔内との交通はなかったため，原因は一部合併切除された耳下腺断端からの唾液瘻と判断し術後 19 日目から滲出液管理と死腔閉鎖目的に RENASYS® TOUCH を用いた NPWT を開始した．放射線照射後の菲薄化した皮膚の保護にフィルムの貼り代となる部分に被膜剤を十分に塗布し，可動部の口唇にフィルムが及ばないようフィルムの大きさを調整した．フィラーは死腔底部まであえて充填せずに創縁同士の癒着を促し（図 7-b），ポートは外側尾側へブリッジングを行った．陰圧設定は可変式の陰圧モードでは駆動音がストレスになるため − 125 mmHg の連続モードを選択した．フィラー交換の際に充填するフィラーを徐々に縮小さ

せていくと，NPWT 開始から 10 日目には死腔は癒着して消失した．表面の皮膚欠損部は局所麻酔下で閉創し，縫合部には incisional NPWT として同機器を 3 日間装着した（図 7-c）．

## まとめ

　頭頸部再建の術後合併症である瘻孔・死腔に対する NPWT 装着の工夫について概説した．NPWT がリークや閉塞で中断されると治療が遷延するだけでなく，アラームや頻回の交換による患者の精神的なストレスは少なくない．NPWT が装着困難な部位の頭頸部症例においてもトラブルなく治療が継続できるよう本稿を参考にしていただきたい．

### 参考文献

1) Gan, C., et al.：Risk factors for surgical site infection in head and neck cancer. Support Care Cancer. **30**：2735-2743, 2022.

2) Khoo, M. J. W., Ooi, A. S. H.：Management of

postreconstructive head and neck salivary fistulae：A review of current practices. J Plast Reconstr Aesthet Surg. **74**：2120-2132, 2021.
Summary　頭頸部再建術後唾液瘻の管理について述べた論文．ほとんどの症例が保存的治療で治癒しているが，治療期間を短縮させるためNPWTの使用を推奨している．

3）三浦弘規ほか：遊離皮弁再建術後の合併症とその対応─瘻孔形成─．頭頸部癌．**36**：400-405, 2010.
Summary　遊離皮弁術後瘻孔の管理について述べた論文．瘻孔を適切に診断し，ドレナージが行えれば，ほとんどの症例で保存的加療が可能としている．

4）市川佑一ほか：治療ストレスの軽減を目的とした簡易着脱式間歇洗浄型陰圧閉鎖療法．創傷．**9**：151-157, 2018.
Summary　RENASYS® を用いて間歇洗浄型の陰圧閉鎖療法を行った論文．機器の着脱を可能にし，装着ストレスを軽減している．

5）Andrews, B. T., et al.：Orocutaneous and pharyngocutaneous fistula closure using a vacuum-assisted closure system. Ann Otol Rhinol Laryngol. **117**：298-302, 2008.
Summary　頭頸部癌術後瘻孔を生じた 3 例をNPWTで治療した報告．NPWTのフィラーを瘻孔の皮膚側開口部にのみ小さく充填し瘻孔を閉鎖し得たとしている．

6）Argenta, L. C., Morykwas, M. J.：Vacuum-assisted closure：a new method for wound control and treatment：clinical experience. Ann Plast Surg. **38**：563-576；discussion 577, 1997.
Summary　動物実験でNPWTの効果を証明した論文．

7）Lin, F. Y., et al.：Systematic review of negative pressure wound therapy for head and neck wounds with fistulas：Outcomes and complications. Int Wound J. **17**：251-258, 2020.
Summary　頭頸部瘻孔に対してNPWTを用いて治療を行った報告のシステマティック・レビュー．陰圧設定，治療期間，合併症などの詳細をまとめいる．

8）Isago, T., et al.：Effects of different negative pressures on reduction of wounds in negative pressure dressings. J Dermatol. **30**：596-601, 2003.
Summary　動物実験で潰瘍面積の収縮に最も効果的な陰圧設定を検討した論文．−50 mmHg, −75 mmHg, −125 mmHg で潰瘍面積の収縮に有意な差はなかったとしている．

PEPARS No.197：34-42, 2023

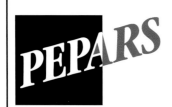

◆特集／NPWT（陰圧閉鎖療法）の疾患別治療戦略

# 胸部疾患に対する NPWT 治療戦略とその工夫

黒川正人[*1]　渡邊英孝[*2]　上村哲司[*3]

**Key Words**：胸骨骨髄炎（sternal osteomyelitis），縦隔炎（mediastinitis），乳癌（breast cancer），陰圧閉鎖療法（negative pressure wound therapy；NPWT），持続洗浄付加型 NPWT（NPWT with continuous irrigation）

**Abstract**　　胸部における NPWT としては，心臓血管外科手術後胸骨骨髄炎・縦隔炎に対する治療の報告が多い．心臓血管外科手術後縦隔炎の発生率は 1〜5％であるが，縦隔炎から敗血症および多臓器不全へ進行するため，致死率が高いことが知られている．このような重篤な合併症に対して，NPWT が導入されて以降は救命率が上がっている．また，初期には NPWT 単独で治療されていたが，持続洗浄付加型 NPWT などが導入され，さらに有効性が高くなっている．ここでは，心臓血管外科手術後胸骨骨髄炎・縦隔炎の治療のアルゴリズムと NPWT，持続洗浄療法，持続洗浄付加型 NPWT，間欠洗浄付加型 NPWT および予防的 NPWT の方法について説明する．また，心臓血管外科領域以外の胸部疾患に対する NPWT として，乳癌術後の潰瘍治療としての NPWT と，乳房再建後のエキスパンダー・インプラント合併症に対する洗浄機能付加型 NPWT の応用についても述べる．

## はじめに

胸部における陰圧閉鎖療法（negative pressure wound therapy；NPWT）としては，心臓血管外科手術後胸骨骨髄炎・縦隔炎に対する治療の報告が多い．心臓血管外科手術後縦隔炎の発症率は 1〜5％で，そのうちの 50％は救命できないと言われていた[1]．その原因としては主に縦隔炎から敗血症および多臓器不全へ進行するためであるが，局所感染から局部の出血をきたして死亡する例もある[2]．このような重篤な合併症に対して，1999 年に Obdeijin ら[3]が初めて NPWT を導入して良

好な結果を得たことを報告した．それ以来，心臓血管外科手術後胸骨骨髄炎・縦隔炎に対する有効な治療法として認識されている．また，方法としても NPWT から持続洗浄付加型 NPWT まで様々な方法が報告されている．ここでは，これらの治療方法の概論とともに，その適応について述べる．また，心臓血管外科領域以外の NPWT として，乳癌術後および乳房再建術後の合併症などに対する NPWT の応用についても述べる．

### 胸骨骨髄炎・縦隔炎に対する治療のアルゴリズム（図 1）

心臓血管外科手術後胸骨骨髄炎・縦郭炎に対して NPWT を適応する前の準備として，最も重要なことはデブリードマンである．デブリードマンは，創部に感染の疑いがある場合はできるだけ早期に行った方がよい．デブリードマンに際しては，可及的に感染が疑われる組織は除去する．骨髄炎から肋軟骨炎を併発している場合は，感染し

---

[*1] Masato KUROKAWA，〒861-8520　熊本市東区長嶺南 2 丁目 1 番 1 号　熊本赤十字病院形成外科，部長
[*2] Hidetaka WATANABE，〒849-8501　佐賀市鍋島 5-1-1　佐賀大学病院形成外科，助教
[*3] Tetsuji UEMURA，同，診療教授

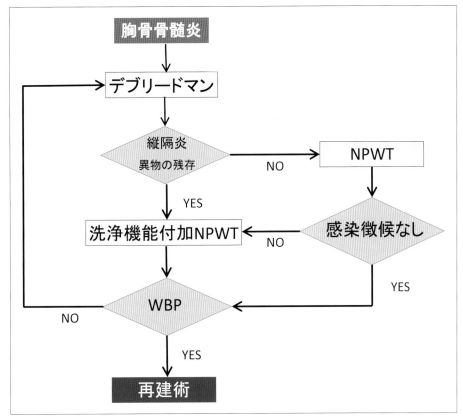

図 1. 胸骨骨髄炎・縦隔炎に対する治療のアルゴリズム

た肋軟骨は胸肋結合から肋骨肋軟骨結合まで1本全体を完全に摘出する．肋軟骨は血流が乏しいため，一部でも残存すると感染が再燃して，治癒が困難となることが多い．ただし，肋軟骨後面の軟骨膜は可及的に温存する．その後，感染が縦隔洞内に及んでいない場合はNPWTの適応がある．我々は術後出血などの懸念があるため，術後1～3日はNPWTを行わず経過を観察している．その後，出血や感染の再燃がなければNPWTを行う．一方，ワイヤーや人工血管などの異物が創内に残存する場合や，感染が縦隔洞内に及んでいる場合は持続洗浄付加型NPWTが適応となる．いずれにしても感染の原因となった細菌に対する抗生剤投与は必要である．また，術後胸骨骨髄炎・縦隔炎に対してNPWTはあくまでwound bed preparation（WBP）を得るための手段であり，NPWTのみで創閉鎖を得ることは困難である．感染が鎮静化して良好な肉芽が形成されれば，早期に再建を行った方がよい．

**胸骨骨髄炎に対する NPWT とその注意点**

術後胸骨骨髄炎に対するNPWTの適応としては，前述したように確実なデブリードマン後で，術後出血が止血できた後となる．心臓血管外科手術患者の多くは，抗凝固療法を行っているため，術直後よりNPWTを行うと出血部位からの止血が困難となり，思わぬ多量出血をきたすこともある．また，心臓や大血管が露出していて，直接NPWTのフォームなどがあたる症例では，陰圧の影響で右室壁が破れ大出血をきたしたとの報告[4]もある．そのため，このような症例においてはフォームと臓器が直接触れないことを目的に，その間に非固着性ガーゼや人工真皮などを介在させる必要がある．

NPWTの利点は，過剰な滲出液の除去，交換回数の減少，良性の肉芽形成促進による創傷治癒促進，開放創として交換時には創面の状態が観察可能などである．また，胸骨骨髄炎のため胸骨正中

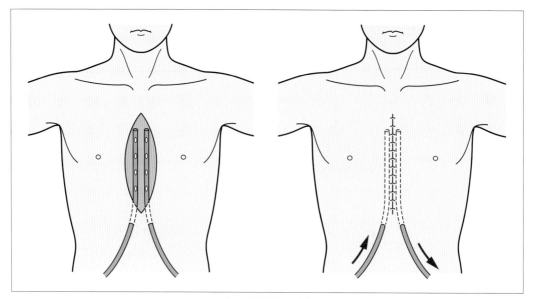

**図 2.** 持続洗浄療法
一方のチューブから生理食塩水を持続的に注入して，他方から陰圧を
かけて排出する.

の癒合不全をきたしている場合にも，ドレープに
よる接着と陰圧による固定作用で，呼吸時におけ
る胸骨正中部の動揺が抑制される．そのため，同
部に良好な肉芽形成が生じて胸骨の固定が促進さ
れるとの報告もある.

　一方，NPWT は創面を密封するため，感染創に
対しては禁忌と言われている．そのため，NPWT
を行っている間に創の感染徴候を認めた場合に
は，直ちに持続洗浄付加型 NPWT に移行するか，
NPWT を中止して他の治療に変更する必要があ
る.

### 胸骨骨髄炎・縦隔炎に対する
### 持続洗浄付加型 NPWT

　前述の如く異物の残存や，心臓や大血管周囲ま
で感染が及んでいて十分なデブリードマンが不能
な場合には，持続洗浄付加型 NPWT が適応とな
る．ただし，この場合もフォームと臓器が直接触
れないように，その間に非固着性ガーゼや人工真
皮などを介在させる必要がある.

　次に種々の持続洗浄付加型 NPWT について述
べる.

#### 1．持続洗浄療法
　もともとは整形外科領域における骨髄炎の治療

として用いられていた方法[5]で，厳密には NPWT
と区別されるが陰圧を用いる点では関連がある.
デブリードマン後に創内に 2 本のチューブを留置
し，創部から離れた位置でチューブを皮膚表面に
出し，創を縫合閉鎖する．我々が行っていた方法
は，24〜28 Fr のシリコンチューブを用いて，2 本
のチューブともに，その埋入部分の側面に 1.5〜2
cm 間隔で長径約 1 cm の穴を作成する．一方の
チューブからは生理食塩水を持続的に注入し，他
方には壁吸引装置またはメラサキューム™(泉医
科工業社)を接続して吸引を行う(図2)．創から生
理食塩水の漏出がないように創面は皮膚接着剤で
固定し，ポリウレタンフィルムで密封する．生理食
塩水の流量は創の大きさにもよるが，初期には創
縁からの漏出がないことを確認しつつ 200 mL/
時間から開始し，排出液の性状が清明になれば減
少させていく．吸引圧はメラサキューム™では最
大圧の 50 cmH$_2$O(36.75 mmHg)に設定する.

　本法は簡便な方法であるが，創を閉鎖するた
め，流量を決めるのは経験により，創面を観察す
ることは不能で，創面全体にまんべんなく洗浄が
できないなどの欠点がある．また，縦隔炎に対す
る本法と NPWT を比較して，NPWT の方が死亡
率，再発率などが有意に低いとの報告[6]もある.

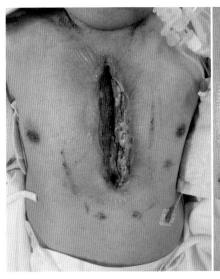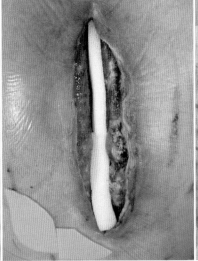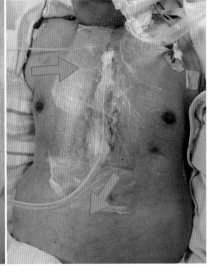

a｜b｜c

**図 3. IW-CONPIT**

縦郭炎に対して，創部を被覆するようにフォームを挿入する．フォーム内にチューブを 1 本挿入して，もう 1 本のチューブはフォーム上に置き，ドレープで創全体を被覆する．フォーム内のチューブから生理食塩水を注入し，他方はメラサキューム™ を用いて，陰圧をかけて吸引を行う．

## 2．創内持続陰圧洗浄療法（IW-CONPIT），持続洗浄付加型 NPWT（NPWTci）

本邦における持続洗浄付加型 NPWT としては，2007 年の Kiyokawa ら[7]による創内持続陰圧洗浄療法（IW-CONPIT）の報告がある．本法はデブリードマン後の創は開放創として，創腔に合わせてスポンジをトリミングして，その中に 2 本のシリコンチューブを挿入する．その上からポリウレタンフィルムで密封して一方のチューブから生理食塩水を注入し，他方はメラサキューム™ に装着して吸引を行う（図 3）．洗浄量は創の状態によって 2,000〜7,000 mL/日で，吸引圧は 50 mmH$_2$O に設定する．

本法は NPWT と同時に持続洗浄ができるため，感染創に対しても有効である．しかし，NPWT として推奨されている陰圧よりも，吸引圧が低圧にとどまることが問題とされている[8]．この問題を克服した装置として持続洗浄付加型 NPWT（NPWTci）[9]が報告されている．本法では開放創に対する処置は IW-CONPIT とほぼ同様であるが，吸引装置として 3M™ V. A. C.® 治療システム（3M社）を用いる点が異なる（図 4）．また，吸引装置と創の間には排液貯留用のボトルが介在されている．

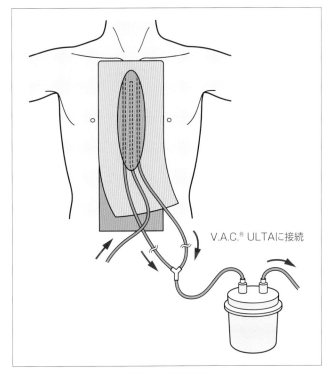

**図 4. NPWTci**

縦郭炎の被覆は IW-CONPIT とほぼ同じであるが，V. A. C.® ULTA を用いて陰圧吸引を行う．また，回路には排液貯留用のボトルが介在する．

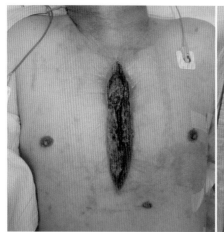
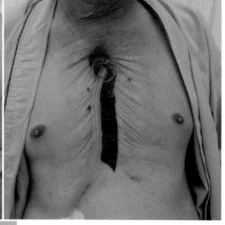
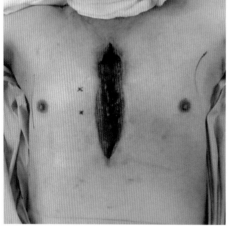

図 5.
症例 1：動脈バイパス手術後縦郭炎
　a：デブリードマン後で出血は認めなかっ
　　た.
　b：V. A. C.® ULTA を装着して NPWTi-d
　　を施行した.
　c：NPWTi-d 開始後 18 日目. 良好な肉芽形
　　成を認めた.

V. A. C.® 治療システムを用いることによって陰圧のコントロールが容易で，メラサキューム™ よりも高い陰圧環境が維持できることが利点である.

### 3．間欠洗浄型 NPWT（NPWTi-d）

　持続洗浄ではなく，洗浄液を一定時間貯留して，その後陰圧吸引を行う治療法である. 市販されている 3M™ V. A. C.® ULTA 治療システム（以下，V. A. C.® ULTA）（3M 社）を用いた NPWTi-d を縦隔炎に施行した報告[10)11)]では，洗浄液としてはプロントザン®洗浄液（B ブラウンエースクラップ社）や院内調剤した 0.05％ヘキザック水を用いている. 縦隔炎においては人工血管や縫合糸に対して，これらの洗浄液がどのように反応するかが不明であるため，我々は生理食塩水を用いている. 注入する生理食塩水の量は創部に挿入するフォームの大きさに合わせて調整する. 具体的には交換時にフォームの約 2/3 が洗浄液で満たされる量としている. 感染徴候が著明な場合には，浸漬時間は 5 分，吸引時間は 1 時間，連続モードで開始している. 陰圧の強さは − 75〜 − 100 mmHg で，疼痛が強い場合には減弱する. 感染が抑制されれば，浸漬時間，吸引時間ともに延長するが，浸漬時間は 10 分まで，吸引時間は 2 時間までが最長であった.

　IW-CONPIT，NPWTci と NPWTi-d の使い分けについては，明確なエビデンスに基づく報告はないが，感染が著明な場合には IW-CONPIT や NPWTci を行い，感染が鎮静化しつつある状況では NPWTi-d を行うとの意見がある[12)13)].

　**症例 1**（図 5）：57 歳，男性. 動脈バイパス手術後縦郭炎

　術後 2 週間で創部感染のためデブリードマンおよびワイヤー抜去を行い，NPWT を開始した. NPWT を 4 週間継続したが一部感染性肉芽腫が残存したため，術後 8 週目に再度デブリードマンを行い NPWTi-d を開始した. NPWTi-d は陰

**表 1.** 予防的 NPWT（ciNPT）機器使用のための算定条件

| |
|---|
| ① 「切開創手術部位感染のリスクを低減させる目的」のみで薬事承認されている医療機器を使用すること． |
| ② 下記の入院管理料のいずれかを算定していることが必要である． <br> 　1．区分番号「A301」特定集中治療室管理料 <br> 　2．区分番号「A301-3」脳卒中ケアユニット入院医療管理料 <br> 　3．区分番号「A301-4」小児特定集中治療室管理料 <br> 　4．区分番号「A302」新生児特定集中治療室管理料 <br> 　5．区分番号「A303」総合周産期特定集中治療室管理料 |
| ③ 下記に該当するいずれかの患者に対して使用した場合に算定できる． <br> 　（ア）BMI が 30 以上の肥満症の患者 <br> 　（イ）糖尿病患者のうち，ヘモグロビン A1c（HbA1c）が JDS 値で 6.6％以上（NGSP 値で 7.0％以上）の者 <br> 　（ウ）ステロイド療法を受けている患者 <br> 　（エ）慢性維持透析患者 <br> 　（オ）免疫不全状態にある患者 <br> 　（カ）低栄養状態にある患者 <br> 　（キ）創傷治癒遅延をもたらす皮膚疾患もしくは皮膚の血流障害を有する患者 <br> 　（ク）手術の既往がある者に対して，同一部位に再手術を行う患者 |

圧：-75～-100 mmHg，注水量：20 mL，留置時間：5 分，陰圧時間；1 時間，連続モードで行った．その後は良好な WBP が得られ，NPWTi-d 開始後 18 日目に大胸筋弁移植を行った．

### 予防的 NPWT（ciNPT）

以前には，我々は高度肥満患者や感染リスクが高いと思われる症例などで縫合創に数本のペンローズドレーンを挿入後，創全体を覆うように NPWT を行っていた[14]．しかし，SSI の予防として手術創の管理を目的とした NPWT が，2022 年 4 月より本邦でも保険適用の手術医療機器加算が算定できることとなった．機器としては以前からあった PICO® 創傷治療システム（以下，PICO®）（スミス・アンド・ネフュー社）と専用器具 3M™ Prevena™ 切開創管理システム（3M 社）が使用できる．その目的は創全体を器具に付属したドレッシング材で被覆し，陰圧で滲出液を吸引し，創縁の引き寄せによる安定化を図り，SSI を予防することである．心臓血管外科領域においてもその有用性が報告されている[15]．ただし，この算定には諸条件（表 1）があるために注意が必要である．

### 乳癌術後合併症に対する NPWT

乳癌術後創部感染による創離開や血腫形成による皮膚潰瘍に対しても NPWT は有効である．乳癌術後のこれらの合併症では，手術によって皮下が広く剝離されているため，ポケットが形成されていることが多い．我々は，このポケットを縮小させる目的で NPWT を行っている．ただし，NPWT は悪性腫瘍が存在する部位への使用は禁忌であるため，乳癌の残存がないことを確認する必要がある．

実際の手技は，創内にポケットの約 80～90％を充填するようにフォームを挿入する．その後，一般的な NPWT と同様に，創部にポートを装着して治療を開始する．フォーム挿入量を 100％としない理由は，ポケット内に 100％を目指して充填すると，脆弱な部分で剝離が進む可能性があるためである．また，感染徴候を認める場合には NPWTi-d を施行している．このような症例では，洗浄液はプロントザン® 洗浄液を使用している．縦隔炎とは異なり，乳癌術後合併症では重要臓器や異物の露出がないため，皮膚潰瘍と同様に界面活性剤ベタインと抗菌成分ポリヘキサニドを含むプロントザン® 洗浄液の使用は問題ないと考えられる．ただし，本製品の使用に際しては，適応外

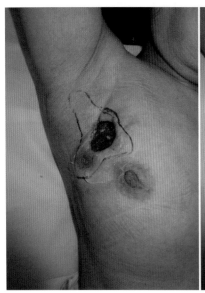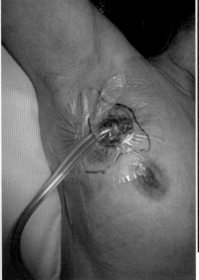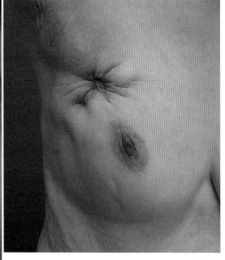

a|b|c

**図 6.** 症例 2：右乳癌術後血腫
　a：皮膚切開後にポケット形成を認めた.
　b：ポケット内にフォームを挿入して V. A. C.® ULTA を装着し，プロントザン®洗
　　　浄液を用いて NPWTi-d を施行した.
　c：治療開始 14 日にはポケットが閉鎖した.

使用であるために当院医療安全委員会の承認を得た上で使用している.

　**症例 2**（図 6）：65 歳，女性

　右乳癌にて乳腺部分切除術およびセンチネルリンパ節生検を受けた.　術後 7 日目に創部の腫脹，発赤を認めたため，切開排膿を行い，抗生剤の投与を行った.　切開後より感染徴候は軽減したがポケットの形成を認めたため，術後 18 日目より V. A. C.® ULTA を装着してプロントザン®洗浄液を 1 回 10 mL，10 分間浸漬し，−125 mmHg，3.5 時間吸引して週 2 回の交換を行った.　治療開始 9 日目（3 回目交換時）から洗浄は中止して陰圧吸引のみに変更し，治療開始 14 日にはポケットが閉鎖したために NPWT は終了した.

### 乳房インプラント周囲血腫・感染・露出

　乳房エキスパンダーやインプラント挿入後に血腫や感染を合併すると，同部の切開排出が必要となり，最終的にエキスパンダーやインプラントが露出することがある.　そのため，感染徴候がない血腫・漿液腫の場合には，早期に皮膚切開を行い，血腫・漿液腫を排出して，ポケット内を洗浄する.

その後に PICO® を装着することが多い.　PICO® は外来通院でも装着が可能であるため，感染がなければ有用である.　ポケットが大きい場合は，ペンローズドレーンを切開部より挿入した後に PICO® を装着する.　一方，感染を伴う場合には，人工物を一旦抜去して，感染が収束した後に人工物の再挿入を行うことが一般的である.　エキスパンダーの感染に対して，エキスパンダーの入れ替えは行ったが，同時に開始した創内持続陰圧洗浄療法で感染が収束したとの報告[16]もある.　しかし，感染が軽度である場合には，抗生剤の投与とともに NPWTi-d などの持続洗浄付加型 NPWT などを用いると感染は収束することがある.

　**症例 3**（図 7）：52 歳，女性

　右乳癌術後で放射線照射も受けていた.　2 次再建目的でエキスパンダーによる皮膚拡張後に広背筋弁移植とスムースタイプ・インプラントによる再建を行った.　術後 1 か月頃より腋窩部に漿液腫を形成した.　術後 32 日目に縫合部を一部切開して洗浄後に，ペンローズドレーンを挿入して PICO® を装着した.　週 2 回の交換を行い，ペンローズドレーンは 1 週間目に抜去した.　治療開始 20 日で浸

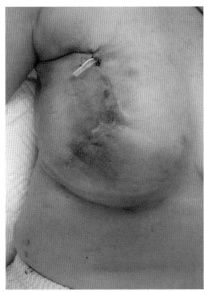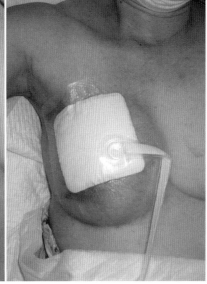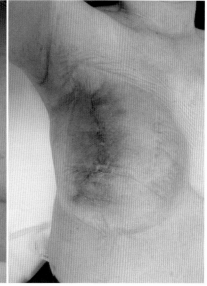

a | b | c

**図 7.** 症例 3：右乳房再建術後漿液腫
　a：縫合部を切開して，ペンローズドレーンを挿入した．
　b：漿液腫の存在した部位全体を PICO® にて被覆し，NPWT を施行した．
　c：NPWT 開始 20 日で浸出液の排出はほぼ停止した．

出液の排出はほぼ停止し，PICO® は終了した．その後約 1 か月間軟膏処置を継続し，浸出液の排出はなくなった．

## まとめ

　胸部疾患では，心臓血管外科手術後の胸骨骨髄炎・縦隔炎に対する NPWT の有用性が多く報告されている．その治療のアルゴリズムと実際の使用法について述べた．一方，乳癌術後や乳房再建術後の合併症に対しても NPWT は有用である．

### 参考文献

1）Baillot, R., et al.：Impact of deep sternal wound infection management with vacuum-assisted clousure therapy followed by sternal osteosynthesis：a 15-year review of 23,499 sternotomies. Eur J Cardiothorac Surg. **37**：880-887, 2010.

2）許　俊鋭ほか：心大血管術後縦郭炎のアウトカム─特に重症心不全に対する補助心臓治療での経験─. 形成外科. **54**：1329-1334, 2011.

3）Obdeijin, M. C., et al.：Vacuum-assisted closure in the treatment of poststernotomy mediastinitis. Throac Surg. **68**：2358-2360, 1999.

4）Bapat, V., et al.：Experience with vaccum-assisted closure of sternal wound infections following cardiac surgery and evaluation of chronid complications associated with its use. J Card Surg. **23**：227-233, 2008.

5）Shumacker, H. B. Jr., et al.：Continuous antibiotic irrigation in the treatment of infection. Arch Surg. **86**：384-387, 1963.

6）Segers, P., et al.：Poststernotomy mediastinitis；comparison of two treatment modalities. Interact Cardiovasc Thorac Surg. **4**：555-560, 2005.

7）Kiyokawa, K., et al.：New continuous negative-pressure and irrigation treatment for infected wounds and intractable ulcer. Plast Reconstr Surg. **120**：1257-1265, 2007.

8）木谷慶太郎，榊原俊介：【NPWT（陰圧閉鎖療法）を再考する！】洗浄を付加した NPWT　2）NPWTci を用いた治療の実践. PEPARS. **167**：26-32, 2020.

9）榊原俊介ほか：【陰圧閉鎖療法の理論と実際】縦隔炎・胸骨骨髄炎における陰圧閉鎖療法の実際. PEPARS. **97**：64-71, 2015.

10）Kim, P. J., et al.：The impact of negative-pressure wound therapy with instillation compared with standard negative-pressure wound therapy：a retrospective, historical, cohort, controlled study. Plast Reconstr Surg. **133**：709-716,

2014.

11）荻野晶弘ほか：人工血管感染を伴う縦隔炎に対するNPWTを用いた創傷管理の有用性. 創傷. **11**：169-175, 2020.

12）島田賢一，浅田佳奈：持続洗浄型 NPWT と間欠洗浄型 NPWT の使い分け(1)—NPWTci と NPWTi-d. 形成外科. **62**：1095-1107, 2019.

13）高橋長弘ほか：持続洗浄型 NPWT と間欠洗浄型 NPWTの使い分け(2)—IW-CONPIT と NPWTi-d. 形成外科. **62**：1108-1119, 2019.

14）黒川正人ほか：慢性創傷に対する局所陰圧閉鎖処置を併用した縫縮術. 日形会誌. **36**：251-258, 2016.

15）Colli, A.：First experience with a new negative pressure incision management system on surgical incisions after cardiac surgery in high risk patients. J Cardiothorac Surg. **6**：160, 2011.

16）東山麻伊子ほか：創内持続陰圧洗浄療法にて組織拡張器挿入後の感染をコントロールできた乳房再建の 1 例. 形成外科. **61**：1576-1581, 2018.

PEPARS　No.197：43-55，2023

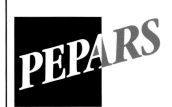

◆特集／NPWT（陰圧閉鎖療法）の疾患別治療戦略

# 腹部疾患に対する NPWT
# 治療戦略とその工夫

島田　賢一*

Key Words：局所陰圧閉鎖治療（negative pressure wound therapy；NPWT），NPWTi-d，NPWTci，SSI（surgical site infection）

**Abstract**　SSI に対して，従来は創部を開放し洗浄，デブリードマンの後，軟膏，創傷被覆材による保存的治療が行われてきた．しかし，保存治療は創治癒まで長期間を要することが多かった．洗浄機能が付加された NPWT 機器を用いることにより，腹部 SSI に早期から介入できるようになり治療期間の短縮が可能となった．

　腹部 SSI に対する NPWT 治療においては，洗浄を付加した NPWT 治療が第一選択である．

　洗浄を用いた NPWT 治療には専用の機器である V. A. C.® Ulta を用いる NPWTi-d と，洗浄装置を自作し吸引装置として従来の NPWT 機器を用いた NPWTci がある．

　NPWTi-d と NPWTci の使い分けは創傷の形状と壊死組織の局在で決定する．創傷の間口が広く，創底がフラットであればフォームの浸漬により創部全体の洗浄が可能である．この場合 NPWTi-d を選択する．一方，創傷の創口が狭く，創底の形状がイレギュラーで瘻孔がある場合は NPWTci を選択する．NPWTci，NPWTi-d，通常の NPWT を，創傷の状態に応じて使い分ける．これらの方法をシームレスに適用することにより SSI をより早期に治癒できる．

## はじめに

　腹部疾患に対する NPWT（negative pressure wound therapy）治療は現在 2 つのカテゴリーがある．1 つは術後の SSI に起因する腹部離開創に対する NPWT 治療，もう 1 つは SSI（surgical site infection）予防目的の NPWT すなわち ciNPT（closed incision negative pressure therapy）である．ciNPT は腹部疾患のみならず様々な外科手術において広く適応され得る予防的治療であり，今後注視していく必要がある．

　本稿においては腹部疾患術後の SSI に対する NPWT 治療について言及する．

## 腹部疾患術後 SSI に対する治療

　腹部 SSI は一旦発症すると創治癒まで長期間を要するため，患者，医療者，医療経済への負担が大きい．そのため外科領域では SSI の発生抑制は大きな問題となっている．JHAIS（Japanese Healthcare Associated Infections Surveillance）委員会の報告では，2020 年の SSI 発生率は 5.20%（2,090 例），手術手技別 10 年間では，膵頭十二指腸切除 26.7%，肝胆膵手術 17.7%，小腸手術 17.5%，大腸手術 10.9%とされる[1]．また，SSI の深度は表層 SSI の占める割合が 46%（10,600 例）であった．特に大腸手術では 61%（4,369 例）と SSI の多くを占めている．

　形成外科に治療が依頼される SSI 症例のほとんどはこの表層 SSI である．表層 SSI は，皮膚から腹壁までの皮下組織の初期感染と言える．縫合部皮下の感染により縫合部の離開や皮下膿瘍を形成

* Kenichi SHIMADA，〒920-0293　石川県河北郡内灘町大学 1-1　金沢医科大学形成外科，教授

する．その原因は皮下異物や血腫また皮下に生じた死腔によるものである．

SSI に対して，従来は創部を開放し洗浄，デブリードマンの後，軟膏，創傷被覆材による保存的治療が行われてきた．しかし，保存治療は創治癒まで長期間を要することが多かった[2]．一方，2010年より本邦で NPWT 機器の使用が可能となった[3]．消化器外科領域でも，NPWT 機器を用いて SSI 治療が試みられてきたが，基本的には感染創に NPWT を使用することはできず，SSI が沈静化した後にしか使用できなかったため治療に時間を要した．2017年に感染創にも適用可能な洗浄機能が付加された NPWT 機器(V. A. C.® Ulta)が発売された．これにより，本邦で洗浄を伴う専用機器を用いた NPWT 治療が可能となった．この機器を使用することにより，腹部 SSI に早期から介入できるようになり治療期間の短縮が可能となった．

### 腹部疾患に対する NPWT 治療方法

腹部 SSI に対する NPWT 治療においては，洗浄を付加した NPWT 治療が第一選択である[4]．それには，周期的自動注入機能を有した洗浄専用の NPWT 機器(V. A. C.® Ulta)を用いた治療法 NPWTi-d(NPWT with Instillation and dwelling)と，従来の NPWT 機器(3M™ V. A. C.® 治療システム，RENASYS® 創傷治療システム)を用いて洗浄を行う NPWTci(NPWT with continuous irrigation)がある[5]．

筆者は腹部 SSI に対して，この2つの NPWT 治療を創傷の状態に応じて使い分け，良好な結果を得ている．これらの方法について述べる．

### NPWTi-d と NPWTci

NPWTi-d は周期的自動洗浄液注入機能付き 3M™ V. A. C.® 治療システムを用いた NPWT であり，V. A. C.® Ulta が認可された唯一の治療機器である．本邦においては，V. A. C.® Ulta は2017年に発売されすでに周知されている．V. A. C.® Ulta は従来の NPWT 機器とは異なり，治療時の洗浄

に関してパラメーターの設定を要する(パラメーターの設定については後述する)．腹部 SSI においても創傷の状態(壊死組織の量，部位)により，逐次パラメーターを調整しながら治療する．

NPWTci は従来の NPWT 機器を用いて創部の洗浄を行う方法で，本邦において発展した NPWT 治療である．欧米においては創部を洗浄する専用の NPWT 機器(V. A. C. Instill®)が2003年から上市されていたが，欧米における機器の使用開始時期と本邦での使用開始時期にはタイムラグ(デバイスラグ)が生じていた．そのため，本邦では独自に工夫を加えた装置を用いて NPWT に洗浄を付加してきた．その礎となる方法として，2006年に Kiyokawa らがメラサキュームを用いた創内持続陰圧閉鎖療法(IW-CONPIT)を開発し報告している[6]．その後，吸引装置として既存の NPWT 機器を用いた創部洗浄の方法が榊原らにより NPWTci として報告された[5]．吸引装置として市販の NPWT 機器を用いることにより，安定した陰圧を付加しながら簡便に創部の洗浄が可能となった．筆者の施設でもこの方法に工夫を加えて NPWTci を施行している．

現在，日本ではこれら2つの洗浄を伴う NPWT 治療が可能である．その洗浄方法は洗浄様式が異なるため，創部状態を踏まえて両者を使い分ける必要がある．

### 腹部 SSI に対する NPWT 治療の実際

#### 1．NPWTi-d の場合

#### A．創部の準備(創部の開放とデブリードマン)

通常外科より，腹部縫合創の一部が離開した状態で紹介される．まずは創部の評価が必要である．離開創からの滲出液の性状や周囲皮膚の状態から局所感染の有無，程度を確認し必要に応じて培養検査を行う．離開創から鑷子，ゾンデなどで創部を探索すると，瘻孔状の小さな創口であっても縫合部の皮下は全長に渡って死腔となっていることが多い．その場合，局所麻酔下に死腔上の縫合部を開放する(図1-a, b)．開放された創内には

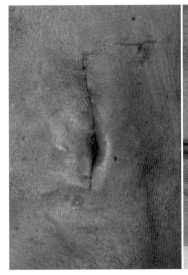
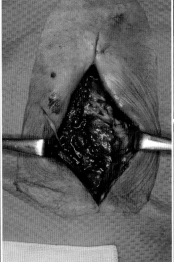
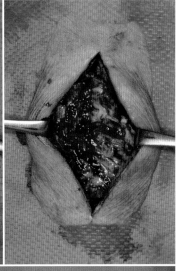

a b c
d

図 1.
創部開放とデブリードマン
　a，b：腹部外科手術後の縫合創：縫合部に一致して一部
　　発赤，腫脹を認める．発赤部には小さな瘻孔がある．局
　　所麻酔下に開放すると内腔には縫合糸，壊死組織を認
　　めた．
　c，d：創内の異物を除去した．まだ壊死組織は残存して
　　いるが，腹壁縫合部直上は無理にデブリードマンはし
　　ない．

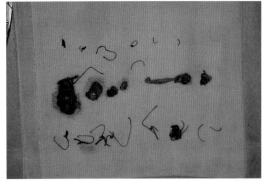

図 2.
創内洗浄
創部を洗浄ガーゼで愛護的にスラフなどの
壊死組織を除去していく．洗浄液は水道水
でもかまわない．

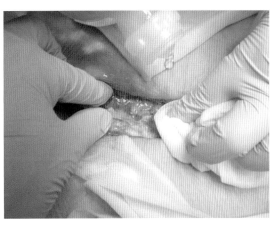

汚い滲出液の貯留や壊死組織を認める．これらを
剪刀で可及的に除去する．腹壁の白線部分には縫
合糸を認める．通常，撚り糸の吸収糸（バイクリ
ル®）などが用いられ，結紮部分の断端が長く残存
している．縫合糸を除去したいが，これらの縫合
糸をすべて抜糸すると術後の時期により腹腔が開
放されてしまうことがあるので，可能な部分のみ
の抜糸にとどめる（腹腔が開放された場合は通常
の NPWT 治療の適応とはならない）．結紮糸の断
端は短くカットしデブリードマンを終了する（図
1-c，d）．開放された創部を生理食塩水で十分洗
浄する（図2）．

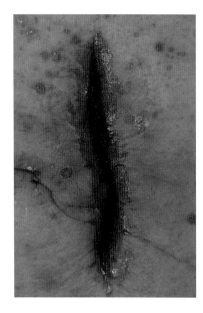

**図 3.**
創周囲の皮膚炎
周囲皮膚の接触皮膚炎を認める.
創縁は NPWTi-d の浸漬により浸
軟し,一部糜爛を認める.

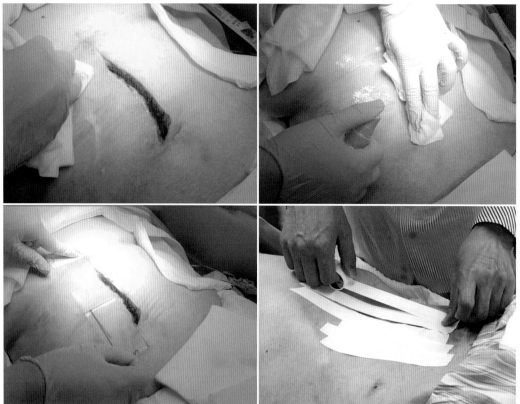

**図 4.** 創周囲の処理

<table>
<tr><td>a</td><td>b</td></tr>
<tr><td>c</td><td>d</td></tr>
</table>

a:創部周囲の皮膚を清拭・洗浄料(ベーテル®)で処置する.
b:非アルコール性皮膚保護剤(セキューラ®)を噴霧する.
c:ドレープを短冊状にカットして,周囲皮膚全周に貼布し皮膚表面を保護する.
d:スキナゲート™でも保護が可能である.

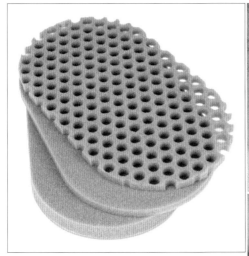
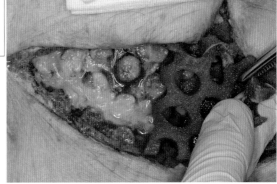

図 5. 使用するフォーム

a：3M™ベラフロクレンズチョイス™フォーム．穴のあいた創
　傷コンタクトフォームとカバーフォームからなる．

b：創部に創傷コンタクトフォームを貼布

c：フォーム除去時，壊死組織がフォームに付着，また創底の壊
　死組織も肉芽上に浮いている．

## B．創周囲の処理（周囲皮膚の清拭と保護）

NPWT を施行する際には，フォームを固定す
るためにドレープを貼布する．それには創部の周
囲に皮膚面が必要である．創縁の皮膚は滲出液や
ドレッシングなどにより接触皮膚炎が生じている
場合がある．その時は皮膚炎を沈静化したのちに
NPWT を開始する．周囲皮膚に皮膚炎などの炎
症が存在するまま NPWT を施行すると皮膚炎が
悪化し NPWT を継続することが困難となる（図
3）．特に，洗浄を伴う NPWT の場合，創部辺縁
皮膚は浸軟しやすい．一旦，皮膚が浸軟するとエ
アリークが生じやすく，陰圧を維持することが困
難となり NPWT が継続できなくなる．

実際の手順は，周囲皮膚を洗浄（ベーテル®），清
拭後に非アルコール性皮膚保護剤（セキューラ®，
リモイス®コート，キャビロン™など）を塗布する
（図 4-a, b）．これらを塗布すると皮膚表面に均一

な被膜が形成されて皮膚が保護される．短冊状に
カットした付属のドレープを創部の周囲皮膚全周
に貼付し，皮膚表面を被覆する（図 4-c）．また，
皮膚への追従性にすぐれたスキナゲート™（ニチ
バン社，日本）を周囲皮膚に貼付することでも皮
膚表面を保護できる（図 4-d）．いずれにせよ，周
囲皮膚への配慮は必須である．

## C．フォームの設置

創内に NPWT のフォームを設置する．フォー
ムはいくつか種類があるが壊死組織の除去に優れ
る 3M™ベラフロクレンズチョイス™フォーム
（以下，ベラフロクレンズチョイス™フォーム）
（3M 社，日本）を用いている（図 5-a）．このフォー
ムは水への透過性が高く，創部の浸漬，洗浄に効
果があるとされる．創傷への追従性が高く，粘稠
性の滲出液や感染性老廃物などの除去が効率的に
行える（図 5-b, c）．

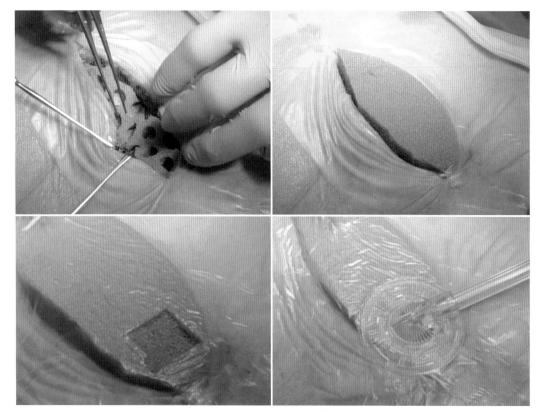

図 6. フォームの設置

a：創傷のサイズに合わせて，創傷コンタクトフォームをカットして創内に設置する．
b：創傷コンタクトフォーム上に同サイズのカバーフォームを設置する．
c，d：ドレープで被覆後，フォームの一部のドレープをカットしてトラックパッド設置
　用の穴を作成する．トラックパッドを設置する．

| a | b |
|---|---|
| c | d |

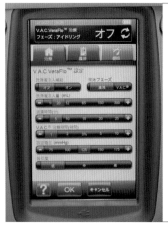

**NPWTi-d**
**パラメーター**

・**洗浄液注入量**

・**浸漬時間**

・**NPWT治療時間**

・**設定陰圧**

図 7.
NPWTi-d のパラメーター設定
パラメーター設定画面から，洗浄液注入量，
浸漬時間，NPWT 治療時間，設定陰圧などが
設定できる．

　実際の設置は，創面のコンタクトレイヤーには丸く穴の開いた創傷コンタクトフォームを創サイズに合わせてカットして設置する．その上にカバーフォームを設置する（図 6-a，b）．

　D．ドレーピング

　創部に設置されたフォームの全体を覆うように

ドレープを貼付する．この際周囲皮膚にコンタクトする部分にドレープのよれができないように注意する（よれに沿ってリークが生じることがある）（図 6-c）．

　E．トラックパッドの設置

　創部の中央部のフォーム上のドレープに 2 cm

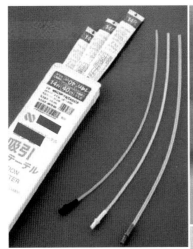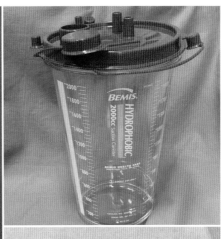

a | b<br>| c

**図 8.** NPWTci の必要物品
a：創内洗浄用の留置チューブ(吸引カテーテル)
b：洗浄排液を貯めるキャニスター
c：V. A. C.® 本体とトラックパッド間を連結するためのコネクティング
　チューブ

の穴を開け，トラックパッドを設置する(図6-d)．
トラックパッドを V. A. C.® Ulta に連結する．

### F．NPWTi-d のパラメーター設定

V. A. C.® Ulta のパラメーターには，洗浄液注入
量，浸漬時間，NPWT 治療時間(洗浄間隔時間)，
設定陰圧がある(図7)．推奨初期設定として洗浄
量はフォーム 1 cm² あたり 0.2 cc(最新のソフトで
は洗浄量を自動計測可能)，浸漬時間 10 分，
NPWT 治療時間(洗浄間隔時間)2時間とされてい
る．筆者は浸漬時間を 5 分，洗浄量はソフト自動
計測，NPWT 時間は 3.5 時間としている．

設定後に一度フォーム全体を浸漬し洗浄量が過
剰でないか確認する．洗浄量が過剰だとフォーム
周囲の皮膚表面に洗浄液が漏れてエアリークの原
因となったり，皮膚の浸軟をきたす(図3)．また，
浸漬，洗浄する時は必ず仰臥位で行う．創面が水

平でない場合，洗浄液が重力でフォーム下方に貯
留し創面全体を洗浄することができず，加えて過
剰に貯まった洗浄液が周囲に漏れてしまうことが
ある．創部の壊死組織が減少し肉芽増生が進め
ば，NPWT 治療時間の間隔を長くし最終的には通
常の NPWT に移行する．

### 2．NPWTci の場合

A. B. C. は NPWTi-d と同様である．

### D．必要物品

創内を持続的に洗浄するために洗浄用の留置
チューブが必要である．チューブには NPWT の
陰圧が負荷されるため陰圧に耐える太さが必要
で，通常 12 Fr. の吸引カテーテルを用いる．持続
的に洗浄を行う場合，洗浄量が多くなる．そのた
め排液を貯めておくキャニスターと接続用のコネ
クティングチューブが必要である(図8)．

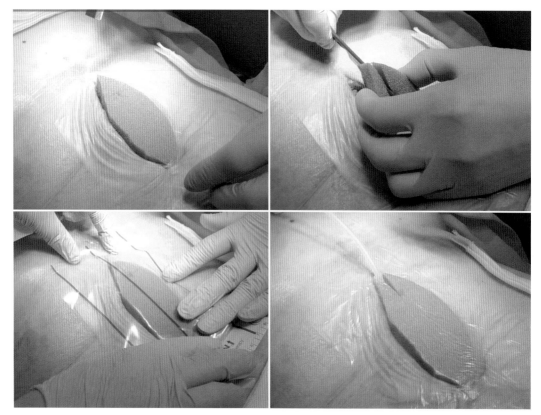

図 9. NPWTci の洗浄チューブの設置
a，b：創底の洗浄したい部位直上のカバーフォームを切開する.
c：フォーム全体をドレーピングする.
d：フォーム切開部分のドレープをカットし，12 Fr. の吸引カテーテルを留置する.

| a | b |
|---|---|
| c | d |

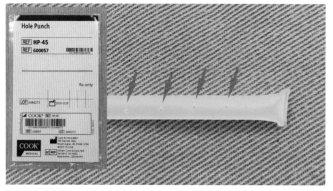

図 10.
洗浄チューブの作成
洗浄チューブの吸引カテーテルの断端を
カットしシーリングする. カテーテルの
断面に Hole Punch を用いて，複数の小
孔を作成する.

### E．洗浄用チューブの設置

　洗浄用のチューブを創底に留置する. 創内の
チューブの留置位置は一番洗浄したい部位(壊死
組織が残存する部位)に留置する(図 9).

　洗浄用のチューブはそのまま用いて洗浄を行っ
てもよいが，創部の状態によっては広い範囲に洗
浄液を流したい時がある. その場合はチューブの
壁に穴を作成する. 穴の作成にはカテーテルホー
ル作成用の Hole Punch(COOK 社，ブルーミント
ン，アメリカ)が有用である(図 10).

### F．リーク予防処置とドレーピング

　洗浄チューブ周辺はリークしやすい. リークを
予防するためにはストーマ用のシーリング材であ
るブラバ® スティックペースト(コロプラスト社，

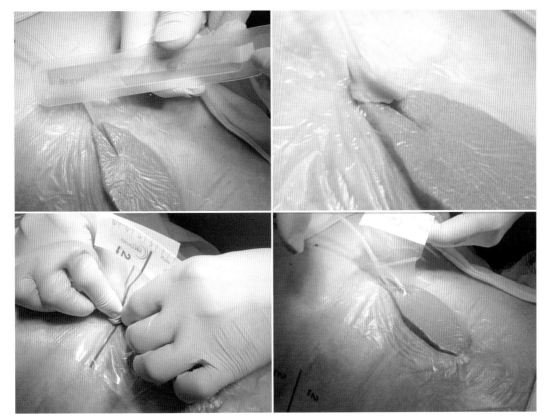

a | b
c | d

**図 11**. リーク予防とドレーピング

a：洗浄チューブのリーク予防にはストーマ用リーク防止剤のブラバ®を用いる.

b：洗浄チューブの基部にブラバ®を巻き付けるように塗布する.

c，d：洗浄チューブを両側から挟み込むようにドレーピングする.

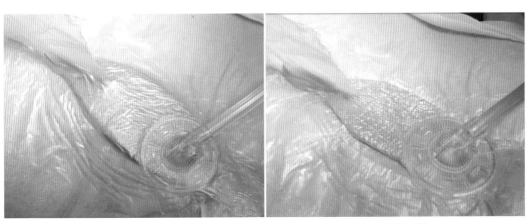

a．トラックパッドを設置 　　　　　　 b．陰圧を付加

**図 12**. トラックパッドの設置

日本)を用いる. カバーフォームから洗浄チューブが出る部位にペーストをチューブに巻き付けるように塗布する. その後, 洗浄チューブを挟み込むようにドレープを貼布する(図11). これによりリークは生じない.

## G. トラックパッドの設置

創部の中央あるいは, 洗浄チューブ留置位置から最も離れた位置にトラックパッドを設置する(図12).

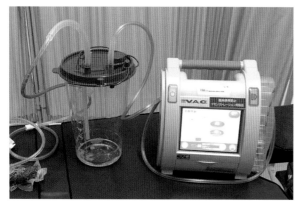

**図 13.** 機器の接続
トラップ用のサクションキャニスターをトラックパッドとV.A.C.®キャニスターの間に間置する.

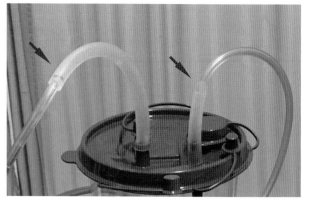

**図 14.** サクションキャニスターの接続方法
トラックパッドのチューブをカットしアーガイル・ユニバーサル・バブル・チューブの内腔に差し込むように接続する.

**表 1.** NPWTci のパラメーター
NPWTci 施行時には,洗浄液の種類,洗浄速度,陰圧設定,洗浄チューブの設置部位,フォームの種類などを決定する.

- 洗浄液の種類
- 洗浄速度
- 陰圧設定
- 洗浄チューブの設置部位
- フォームの種類

### H. 機器の接続

持続的に洗浄を行う場合,洗浄量が多くなる.そのため本体に設置されているV.A.C.®キャニスターの交換が頻回となる.V.A.C.®キャニスターの交換回数を減らす目的でキャニスターとトラックパッド間に洗浄液を貯めるためのトラップとしてサクションキャニスター(BEMIS 社,アメリカ)を間置する(図13).キャニスター間はトラックパッドのチューブをカットし,塩化ビニル性のアーガイル・ユニバーサル・バブル・チューブ(日本コヴィディエン社,日本)で連結する.(トラックパッドのチューブは圧検知のために内腔が多孔性の構造になっており,エアーがもれないようにするため,トラックパッドのチューブがバブル・チューブの内腔に差し込むように接続する(図14).これにより陰圧が保持されリークアラームは作動しない.

### I. NPWTci のパラメーター設定(表1)

洗浄液は生理食塩水(イソジン液やプロントザン®液も使用可能)を用いる.陰圧設定は−125 mmHg を基本として,腹壁が脆弱な場合は陰圧を下げる.持続洗浄する場合の流量は100 mL/hr から開始する.それ以外に朝夕の1日2回,100〜200 mL の生食を自然滴下し創部を洗浄する.治療経過とともに,創内が清浄化されれば適宜流量を減らしていく.最終的に持続洗浄は終了とし1日2回の自然滴下による洗浄のみとする.その場合は1日の大半が通常のNPWT 治療となる.

洗浄チューブは創内の一番壊死組織が多い部分,あるいは瘻孔の最深部に設置する.これにより一番洗浄したい部分が洗浄される.フォームはベラフロクレンズチョイス™フォームから開始し,壊死組織が消失し通常のNPWT 治療となれば3M™ V.A.C.® グラニューフォーム™(以下 V.A.C.® グラニューフォーム™)に変更する.

表 2. 創部の状態による NPWTi-d と NPWTci の使い分け

| | NPWTi-d | NPWTci |
|---|---|---|
| 創面 | 平坦 | 形状が複雑 |
| 創口 | 大きい | 小さい・瘻孔状 pokect を認める |
| 感染 | Critical colonization | Critical colonization〜Infection |

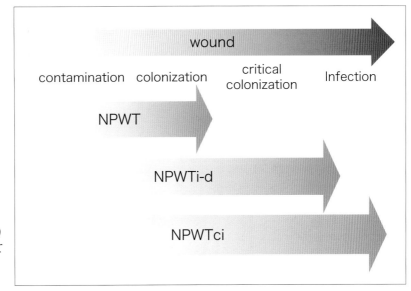

図 15.
NPWT の適応
NPWTci が NPWTi-d より
広い範囲で感染創に対して
適応可能と思われる.

## 腹部疾患術後 SSI における
## NPWTi-d, NPWTci, NPWT の使い分け

NPWTi-d と NPWTci はともに洗浄を伴う NPWT であるが, NPWTi-d は浸漬している時間以外, そして NPWTci においては持続洗浄している時間以外は通常の NPWT が施行されている. すなわち, 洗浄時間を調整することにより洗浄 NPWT と通常の NPWT をシームレスに移行することができる. 創部の状態を観察しながら感染徴候が再燃すれば洗浄時間を増やし, 創部が清浄化し肉芽を増生させたければ NPWT 時間を増やすことに感染を制御しながら肉芽を増生させる, 緻密な創部管理が可能となる.

NPWTi-d と NPWTci の使い分けは創傷の形状と壊死組織の局在で決定している[7](表 2). すなわち, 創傷の間口が広く, 創底がフラットあるいは凹面であればフォームの浸漬により創部全体の洗浄が可能である. この場合 NPWTi-d を選択する. 一方, 創傷の創口が狭く, 創底の形状が irregular で瘻孔を形成している場合, 瘻孔の深部はフォームに洗浄液がうまく浸漬されず, 洗浄できないことがある. この場合は NPWTci を選択する. 洗浄チューブを瘻孔の最深部(通常壊死組織が残存していることが多い)に留置し, 同部位から洗浄液を流すことにより瘻孔最深部の洗浄が可能となる. 瘻孔や狭い腔隙が肉芽増生により閉鎖されれば, NPWTi-d に移行してもよいし, 一気にNPWT にすることもできる. 壊死組織がベラフロクレンズチョイス™フォームにより除去されれば, V. A. C.® グラニューフォーム™に変更する.

NPWTci は NPWTi-d より感染創に適応できると考える. 創内に複数の感染巣がある場合, NPWTci では洗浄チューブを複数留置したり, 感染状態が強い部分の洗浄液量を多くするなど NPWTi-d より対応の幅が広い(図 15). 重要なポイントは創部の状態に応じて臨機応変にそしてシームレスに洗浄方法を変更していくことである. 最終的に NPWT を経て創閉鎖を図る. 腹部術後 SSI はもともと組織欠損はないので, 感染が消退し壊死組織が除去されればほとんどの症例で瘢痕治癒が可能である.

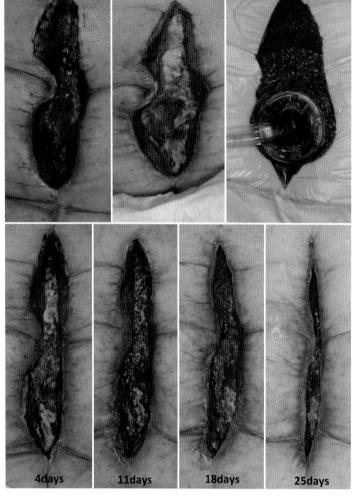

4days　11days　18days　25days

図 16.
症例：95 歳，女性．結腸癌術後浅層 SSI
　a：腹腔内との交通はないが，肉芽は浮腫状，
　　創底に黄色壊死物，縫合糸を認める．
　b：デブリードマン後，まだ壊死組織が残存
　　している．
　c：洗浄液注入量 20 mL，浸漬時間 5 min,
　　V. A. C® 治療時間 1 hr, 設定陰圧 125 mmHg
　　で NPWTi-d を開始した．
　d～g：NPWTi-d 開始後，創内の壊死組織は
　　減少，良性肉芽が増生し平坦化，創は縮小
　　した．

### 症例（図 16）

**症例**：95 歳，女性．結腸癌術後浅層 SSI
　術後 2 週間目に SSI を生じ，抜糸し創部が開放
された．外科にて洗浄，軟膏治療が施行され当科
に紹介された．創部を局所麻酔下にデブリードマ
ン後に NPWTi-d を開始した．術後経時的に壊死
組織は減少，肉芽は増生した．術後 2 か月で瘢痕
治癒した．

### 最後に

　腹部外科より腹部 SSI が形成外科に紹介される
時期は，周術期を過ぎた亜急性創傷として紹介さ
れることがほとんどである．その後，形成外科に

て創部管理を経て創閉鎖となる．一旦，SSI を生じ
ると表層 SSI でも 1～2 か月の治療期間を要する．
入院期間延長による患者への負担や医療コストの
負担は大きい．より早期に紹介していただくため
に，消化器外科医と創部管理などについて日常か
ら気軽にコンサルトが可能な関係性が重要と思え
る．また昨年から使用可能となった．SSI 予防目
的の NPWT（ciNPT）に関しても，症例に応じて積
極的に施行することが，術後 SSI を減らすには重
要である．
　腹部手術後の創部管理は消化器外科の若手の先
生が担うことが多いと感じている．若い先生への
啓発，教育の意味においても一緒に創部について
関わっていく状況を構築することが重要である．

**参考文献**

1) 佐和章弘ほか：JHAIS 委員会・SSI サーベイランスの全国集計結果(No.22)の報告. 環境感染. **36**：270-283, 2021.

2) 西森英史ほか：一般・消化器外科領域における陰圧閉鎖療法. 日外科系連会誌. **39**：1018-1019, 2014.

3) 島田賢一：【陰圧閉鎖療法の理論と実際】陰圧をかけるシステムの比較(V. A. C.®, RENASYS®, PICO®, SNaP®). PEPARS. **97**：20-28, 2015.

4) 榊原俊介ほか：形成外科における陰圧閉鎖療法(NPWT)の現状と進歩. 日外感染症会誌. **17**：20-26, 2020.

5) 榊原俊介ほか：既存 NPWT デバイスを利用した限局的洗浄型 NPWT 法. 創傷. **7**：110-117, 2016.

6) Kiyokawa, K., et al.：New continuous negative-pressure and irrigation treatment for infected wounds and intractable ulcers. Plast Reconstr Surg. **120**：1257-1265, 2007.

7) 島田賢一ほか：持続洗浄型 NPWT と間欠洗浄型 NPWT の使い分け(1)NPWTci と NPWTi-d. 形成外科. **62**：1095-1107, 2019.

PEPARS No.197：56-63, 2023

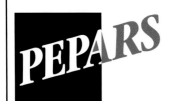

◆特集／NPWT（陰圧閉鎖療法）の疾患別治療戦略

# 褥瘡に対する NPWT 治療戦略とその工夫

藤井　美樹*

**Key Words**：陰圧閉鎖療法（negative pressure wound therapy NPWT），創面環境調整（wound bed preparation；WBP），在宅医療（home care）

**Abstract**　　NPWT のよい適応となるのは皮下組織以下の深さ（D3, D4）で，壊死・感染がコントロールされた褥瘡である．過剰な浸出液のコントロール，肉芽形成促進，創縁・ポケットの引き寄せ，浮腫軽減などの効果により創面環境調整（wound bed preparation；WBP）を行うことができるが，閉鎖環境に置くことによる感染の再燃，デバイスによる医療関連機器圧迫創傷（medical-device related pressure ulcer；MDRPU）の発生には注意が必要である．さらに洗浄機能の付いた装置の登場により，軽度〜中等度の感染創や壊死組織の残存する褥瘡にも NPWT を使用できるようになった．このように病院での褥瘡治療における NPWT の位置付けは確立されたが，今後は人材や資源の限られた在宅で褥瘡を治療しなければならない．NPWT を在宅で効果的に使用するためにはデブリードマンと NPWT の装着ができる特定看護師が在宅医療に携わることや新たなデバイスの開発が必要である．

## 従来型 NPWT による褥瘡治療

　洗浄機能の付かない NPWT の適応は，皮下組織以下の深さ（D3, D4）で，かつ壊死組織や感染がコントロールされた後のいわゆる赤色期の褥瘡である．日本褥瘡学会の褥瘡予防・管理ガイドライン[1]や国際ガイドライン[2]でも，壊死・感染がコントロールされた深い褥瘡に対する物理療法として NPWT が推奨されている．NPWT の褥瘡に対する効果は過剰な浸出液のコントロール，肉芽形成促進，創縁・ポケットの引き寄せ，浮腫軽減などであり，創面環境調整（wound bed preparation；以下，WBP）を行うことで創傷治癒を促進させるとともに，ポケットを含めた創容積を縮小させる

ことに役立つ．

　褥瘡に対して NPWT を使用する際は，閉鎖環境に置くことによる感染悪化に注意が必要である．NPWT の使用により創部は密閉され嫌気条件となるため，緑膿菌などの嫌気性菌をはじめとする細菌感染が悪化しやすい．使用前の十分な感染コントロール，壊死組織の除去，また NPWT 使用中の浸出液の性状や患部の観察が必須である．NPWT 中も適宜抗菌薬の投与は行うべきであり，また炎症反応の上昇や，発熱，発赤などの感染徴候を認めた場合は躊躇わずに NPWT を中止する．慢性創傷の約 60％には増殖した細菌によるバイオフィルムが存在し[3]，バイオフィルムは洗浄のみでは除去することは困難である．NPWT をデブリードマン直後から使用することでバイオフィルム形成が抑制されるという報告[4]はあるが，NPWT を交換する際は鋭匙などによるメンテナンスデブリードマンを行うことで感染再燃のリス

* Miki FUJII, 〒113-8421　東京都文京区本郷 2-1-1　順天堂大学大学院医学研究科再生医学・形成外科学講座，准教授／順天堂医院足の疾患センター

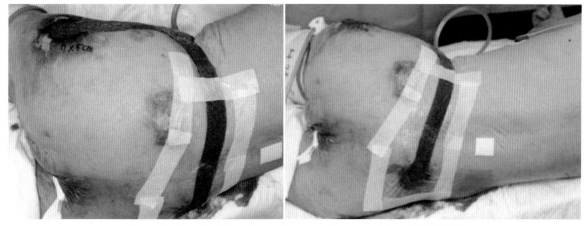

図 1. 症例 1：80 歳，女性．Bridging テクニックを用いた褥瘡治療
左大転子部と右腸骨部褥瘡を同時に Acti V. A. C.® で治療している．荷重部に
TRAC pad が来ないよう，フォーム材を延長して，TRAC pad は非荷重部に来る
ようにしている（bridging technique）．

クを減らすことができ，また陰圧の効果も創部に伝わりやすくなる．疎水性結合作用により細菌を物理的に吸着して抗菌作用を示す Sorbact® コンプレス（センチュリーメディカル社）をフォームと創部の間にコンタクトレイヤーとして用いるのも効果的である．チューブなどの NPWT デバイスによる医療関連機器圧迫創傷（medical-device related pressure ulcer；以下，MDRPU）の発生にも注意が必要である．RENASYS® 創傷治療システム（スミス・アンド・ネフュー社）（以下，RENA-SYS®）は創部に当たる部位が柔らかいため（ソフトポート）器具による圧迫損傷を受けにくいが，3M™ ActiV. A. C.™型陰圧維持管理装置（3M 社）（以下，ActiV. A. C.™）では荷重部に TRAC pad（3M™ SensaT. R. A. C.™パッド）が来ないようフォーム材を横につなげてから装着する（bridging technique）（図 1，症例 1）が必要である．

大きな褥瘡であればデブリードマン施行後，NPWT を装着して WBP を整えたのち皮弁で再建するのが最も早く治癒させる方法であるが（図 2，症例 2），褥瘡患者の多くは高齢で低栄養，認知などの合併症が多いため外科的手術の適応とならず，NPWT は創の縮小目的に使用することも多い．

## 最近の NPWT による褥瘡治療の傾向と問題点

### 1．新しいデバイスの登場による適用拡大

2017 年に洗浄液周期的自動注入機能付き陰圧閉鎖療法（Negative Pressure Wound Therapy with Instillation and Dwelling；以下，NPWTi-d）である 3M™ V. A. C.® Ulta 治療システム（3M 社）（以下，V. A. C.® Ulta）が導入され，従来型 NPWT では制限されていた軽度から中等度の感染を伴う褥瘡に対しても NPWT の使用が可能となった．洗浄液の周期的注入機能が付加されたことで溶解または分離した壊死組織や感染性老廃物の除去ができる．山城ら[5]は，褥瘡を含む軽度から中等度の感染した慢性創傷に対し V. A. C.® Ulta を用いた治療を行い，CRP 値 3 mg/dL 前後であれば感染の悪化がなく有用であると報告している．その中で，治療中に感染悪化により V. A. C.® Ulta を中止した仙骨部褥瘡患者を報告している．感染が悪化した理由として，形状が複雑で深いポケットを有する褥瘡であったため，洗浄液が十分に行き渡っていない，もしくは深部に滲出液や洗浄液が貯留したことを挙げている．また V. A. C.® Ulta 装着前の数日前まで排膿を認めており，腐骨などの感染組織の残存も否定できず，洗浄機能が付いていたとしても，感染創に対して使用する際は注意

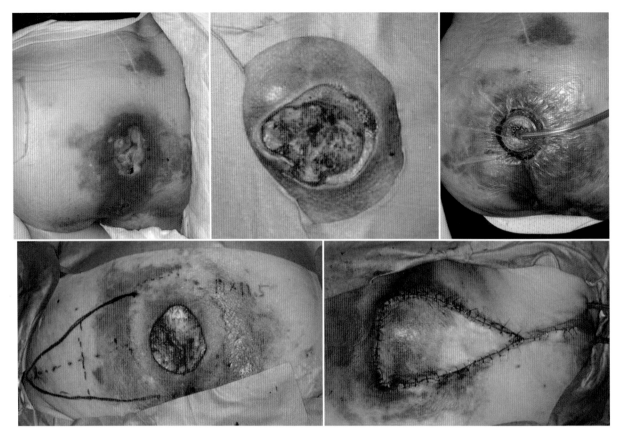

**図 2.** 症例 2：71 歳，女性，仙骨部褥瘡（既往：脊髄損傷）

a｜b｜c<br>d｜e

a：初診時．仙骨部に褥瘡を認める．
b：デブリードマン後の状態．腐骨となった仙骨を含め外科的デブリードマンを施行した．
c：NPWT 施行．デブリードマン直後から Acti V. A. C.® による治療を開始した．
d，e：NPWT 開始 2 週間後．良好な WBP が得られたため，大殿筋穿通枝皮弁による再
　　建を施行した．問題なく治癒した．

が必要である．このような症例では間欠的洗浄で
はなく持続的に洗浄する NPWTci(Negative
Pressure Wound Therapy with continuous irri-
gation) も検討すべきとも考える．また，従来型
NPWT では壊死組織が残存する褥瘡に対しても
使用は制限されていたが，V. A. C.® Ulta と 3M™
ベラフロクレンズチョイス™フォーム(3M 社)を
併用することで可能となった(図 3，症例 3)．

### 2．在宅での褥瘡治療

　高齢化が加速する本邦において社会保障制度を
保持するため，2015 年に政府は 2025 年までに約
1 割の病床数の削減を含む医療・介護機能の再編
と地域包括ケアシステムの構築を発表した．これ
により褥瘡を急性期病院で治療することが難しく
なり慢性期病院や施設，特に在宅で治療すること

が増えている．人材や資源の限られた在宅で褥瘡
を治療する場合の問題点は多くあるが，NPWT に
関しては，① 十分な外科的デブリードマンが行え
ないこと，② 使用できるデバイスが限られている
こと，が挙げられる．現時点では在宅において使
用できる NPWT デバイスは，3M™ Snap™陰圧閉
鎖療法システム(3M 社)(以下，Snap™)と PICO®
7 創傷治療システム(スミス・アンド・ネフュー
社)(以下，PICO®)のみである．先述のように洗浄
機能のない NPWT を使用する前には壊死組織を
切除する必要があるが，手術室で行うような止血
機器を使用しながらのデブリードマンを慢性期病
院や在宅で行うことは難しい．慢性期病院に入院
中の褥瘡患者に対し週 1 回のベッドサイドでの鋭
匙によるデブリードマンと NPWT を行った経験

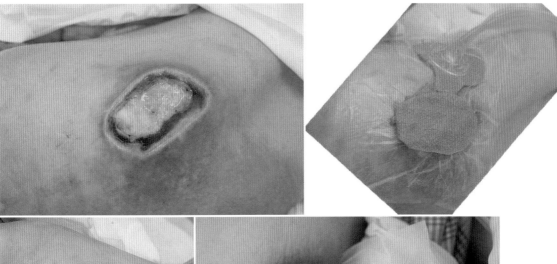

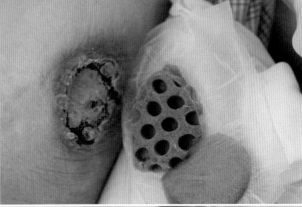

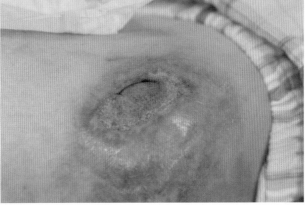

|   |   |
|---|---|
| a | b |
| c | d |
| e |   |

**図 3.** 症例 3：75 歳，男性．右大転子褥瘡（既往：糖尿病，躁うつ病）

a：初診時．右大転子に厚い白色壊死組織の付着する褥瘡を認める．感染はない．通常であれば，剪刀などで外科的デブリードマンをするが，極端に痛がりデブリードマンを拒否されたため，クレンズチョイス™フォームを用いたデブリードマンを行うこととした．

b：NPWT 施行．クレンズチョイス™フォームを用いた V. A. C.® Ulta 治療を開始した．（設定：浸漬量 30 mL，浸漬時間 3 分，NPWT 時間 3 時間，陰圧−125 mmHg）

c：NPWT 開始 3 日後．フォームを外した直後の写真．壊死組織がクレンズチョイス™フォームの穴の形に合わせて浮き上がっているのがわかる（矢印）．しばらくすると平らになるが，壊死組織はやわらかく，浮き上がっているため，容易に疼痛を伴わずに切除することができた．フォームを剝がす際の疼痛は，事前に局所麻酔薬をスポンジ内に浸漬させておくことで対応可能であった．

d：NPWT 開始 14 日後．かなり壊死組織が減少した．周囲からは良好な肉芽組織も出ている．

e：NPWT 開始 28 日後．壊死組織は全て除去することができた．褥瘡は浅くなり縮小した．

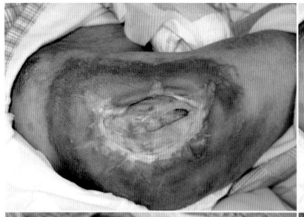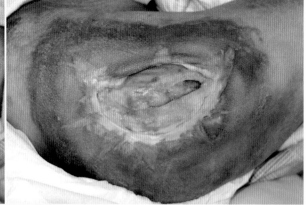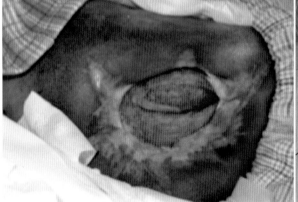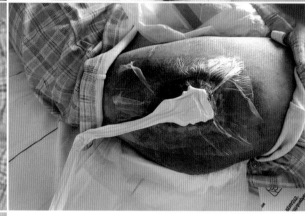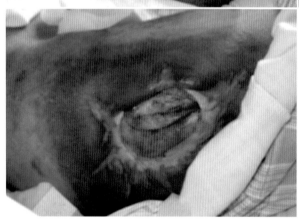

図 4.
症例 4：78 歳, 男性. 右大転子部褥瘡（既往：統合失調症）
　a：初診時. 慢性期病院に入院中の患者. 右大転部に深い褥瘡を認める.
　b：1 か月半後. 毎日の洗浄と, 週 1 回の往診での鋭匙によるデブリードマンを行うも, すぐにバイオフィルムが形成され創部の縮小傾向を認めなかった.
　c：3 か月後, NPWT 開始直前. 鋭匙で出血を認める深さまで十分にデブリードマンを行った.
　d：NPWT 施行. RENASYS® による治療を開始した. 創部に当たる部位が柔らかいため（ソフトポート）, 器具による圧迫損傷を受けにくい.
　e：NPWT 開始 1 か月後. 表面のバイオフィルム形成は減少したが, 縮小傾向に乏しい.

| a | b |
|---|---|
| c | d |
| e |  |

があるが, 症例 1 のような急性期病院で行う NPWT の効果は認められなかった（図 4, 症例 4）. ベッドサイドでより効果的なデブリードマンを行うための機器として超音波デブリードマン装置ウルトラキュレット®（グンゼメディカル社）がある. 機械的振動によるキャビテーション効果により, 出血や疼痛が少なく壊死組織や不良肉芽を除去することができるため, 在宅であってもより積極的なデブリードマンが可能である. 血管新生効果な

どの創傷治癒促進効果もある. コンパクトであるため往診でも使用可能である（図 5, 症例 5）.
　在宅で NPWT を用いた褥瘡治療を開始しても途中で断念することも多いのが実際である. 老老介護の在宅患者が多いため陰圧がかかっていなかったり便汚染があっても気づかないままであったり, またデイサービスなどの移動時に NPWT デバイスがずれてしまうことも多い. 今後, 在宅で NPWT を用いて褥瘡治療をより効果的に行う

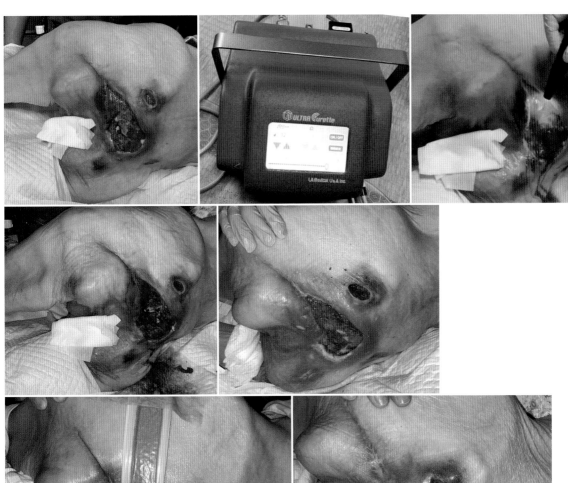

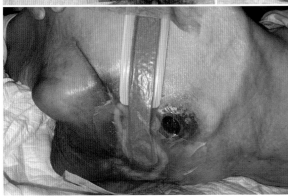

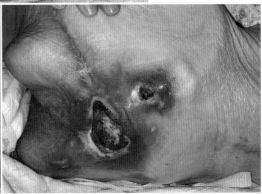

|a|b|c|
|---|---|---|
|d|e| |
|f|g| |

**図 5**. 症例 5：70 歳，女性．仙骨部褥瘡（既往：レビー小体型認知症）

a：在宅での治療開始 3 か月後．肺炎で入院中に仙骨部に褥瘡を形成した．退院後，在宅で加療することとなった．2 週間ごとの往診と訪問看護師による毎日の洗浄と処置，訪問リハビリによるポジショニングなどを行い壊死組織は減少したが，バイオフィルムはすぐに形成され，多量の浸出液を認めていた．

b：超音波デブリードマン装置ウルトラキュレット®．鋭匙によるデブリードマンではバイオフィルムがすぐに形成されるため，ウルトラキュレット® を使用することにした．

c：ウルトラキュレット® によるデブリードマンの様子．鋭匙や剪刀を用いた外科的デブリードマンに比べ，出血や疼痛が少なく施行できるため，在宅でもより積極的なデブリードマンが可能である．

d：ウルトラキュレット® によるデブリードマン直後の様子．出血を認めるが少ない．深部までバイオフィルムが切除できた．

e：ウルトラキュレット® によるデブリードマン開始から 1 か月後．創部は縮小し，良好な肉芽組織で覆われた．

f：NPWT 治療（Snap™）を開始した．

g：NPWT 開始 1 か月後．Snap™使用により浸出液は減少し創部は縮小した．

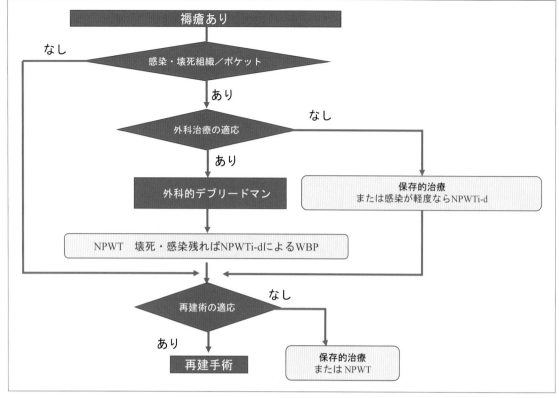

図 6. 病院での褥瘡治療アルゴリズム

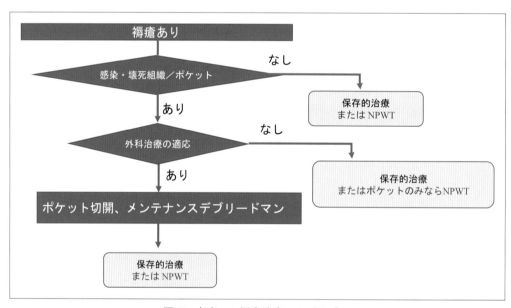

図 7. 在宅での褥瘡治療アルゴリズム

には，デブリードマンと NPWT の装着ができる特定看護師がより在宅医療に携わることが重要であり，また，家族を含む介護者にも取り扱いやすいデバイス，皮膚へのダメージは少ないが密着性のよいドレープ，軽量かつ浸出液をコントロール

できるシステムなどの開発が必要と考える．

### 3．NPWT を用いた褥瘡治療のアルゴリズム

NPWTi-d を使用できる病院と，在宅での褥瘡治療のアルゴリズムを示す．病院では，外科的治療の適応があればデブリードマンを行い，WBP を

整えるために NPWT を使用する．壊死・感染が残存する場合は NPWTi-d を使用する．外科的治療や再建術の適応がない場合は，創部の縮小目的に NPWT を使用する（図 6）．在宅では，可能な限りのデブリードマンやポケット切開を行った後に NPWT を用いて創の縮小を図る（図 7）．

### 参考文献

1) 褥瘡予防・管理ガイドライン（第 4 版）．褥瘡会誌．**17**：487-557, 2015.
   Summary　日本褥瘡学会による褥瘡のガイドライン．

2) European Pressure Ulcer Advisory Panel, National Pressure Injury Advisory Panel and Pan Pacific Pressure Injury Alliance：Prevention and Treatment of Pressure Ulcers/Injuries：Clinical Practice Guideline. The International Guideline. Haesler, E., ed. EPUAP/NPIAP/PPPIA：2019.
   Summary　国際的な褥瘡のガイドライン．

3) James, G. A., et al.：Biofilms in chronic wounds. Wound Repair Regen. **16**：37-44, 2008.
   Summary　急性創傷と慢性創傷におけるバイオフィルムの違いを詳細に調べた論文．

4) Ćirković, I., et al.：The effect of vacuum-assisted closure therapy on Methicillin-Resistant Staphylococcus aureus wound biofilms. Adv Skin Wound Care. **31**：361-364, 2018.
   Summary　デブリードマン直後から NPWT を使用するとバイオフィルム形成が抑制されることを示した論文．

5) 山城憲二郎ほか：感染創部に対する洗浄型局所陰圧閉鎖療法前後の血清 CRP 値の推移．創傷．**13**：1-7, 2022.
   Summary　どの程度の感染であれば洗浄型 NPWT が有効に使用可能かを調べた論文．

PEPARS No.197：64-71, 2023

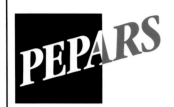

◆特集／NPWT（陰圧閉鎖療法）の疾患別治療戦略

# 救命救急センター搬送症例に対する NPWT の適応

日原正勝[*1]　福井充香[*2]　田中寧子[*3]　覚道奈津子[*4]

Key Words：陰圧閉鎖療法（negative pressure wound therapy；NPWT），四肢開放性骨折（open limb fracture），壊死性筋膜炎（necrotizing fasciitis），救急疾患（emergency disease）

**Abstract** 重度四肢外傷で主流となっている所謂「Fix & Flap」を基盤とした治療では，確定的デブリードマンと骨折部安定化から創部管理としてのNPWT，そして骨再建および軟部組織再建へと流れていくが，この確定的デブリードマンの範囲判定には常に困難さが付きまとう．実際の受傷時の皮膚や皮下組織，筋体などの組織血流はグラデーションがあるので，これを二極化させるのが急性期外傷治療にNPWTを組み込む最大の利点と言える．救命センターで比較的遭遇しやすい四肢開放性骨折や壊死性筋膜炎に対しては，NPWTやNPWTi-dなどを皮膚軟部組織欠損創にただ漫然と使用するのでなく，治療ゴールを設定し明確な目的を持って補助的に使用するという意識が重要である．施術者には受傷様態に応じて初療時に機能的再建のゴールを見据えることのできる能力が求められる．

## はじめに

陰圧閉鎖療法（NPWT）の作用機序や手技の詳細はここでは述べない．図1は，救命センターでは比較的遭遇しやすい汚染を伴った急性創傷（50歳台，女性：右大腿礫創，広範囲皮膚欠損）であるが，皮膚欠損部にNPWTを施行することで良好な肉芽形成が認められ，NPWTによる劇的な効果として映る．このように皮膚軟部組織欠損を伴うような重度四肢外傷治療の治療現場では，骨再建と軟部組織被覆を継ぎ目なく行う所謂「Fix & Flap」を基盤とした治療が行われ[1]，これにNPWTが組み込まれることがある．すなわち，全身状態の安定化の後，limb salvageの方針が立っ

た場合，確定的デブリードマンと骨折部安定化から創部管理としてのNPWT，そして骨再建および軟部組織再建への流れである．本稿では，これら救命センターで比較的遭遇しやすい四肢開放性骨折や壊死性筋膜炎に対するNPWTの立ち位置について考えてみたい．

## 四肢開放性骨折治療での NPWT の立ち位置

四肢の急性期外傷において，壊死組織や異物など不健康な組織を早期に除去し，即時に健康な組織で被覆すれば（emergency flap・emergency skin graft），局所の損傷部位での炎症反応は範囲も時間的にも抑制され，損傷部位の機能的予後が比較的よくなるというのは，多くの臨床医の肌感覚であろう．炎症の遷延化は機能的予後に直接影響するので，全ての重度四肢外傷は最終的なゴール，つまりlimb salvageの適否を含めた病態に応じた機能的再建を見据えた早期の創閉鎖が重要となる．治療が遅れ創閉鎖までの期間が長引けば，著しい機能の損失を引き起こすことになる（図2）．

*1 Masakatsu HIHARA，〒573-1191　枚方市新町2丁目3番1号　関西医科大学附属病院形成外科，病院准教授
*2 Michika FUKUI，同，大学院生
*3 Yasuko TANAKA，同，病院助教
*4 Natsuko KAKUDO，同，主任教授

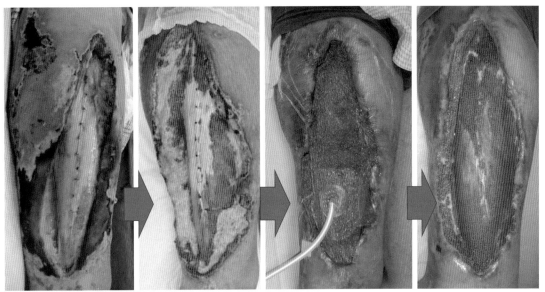

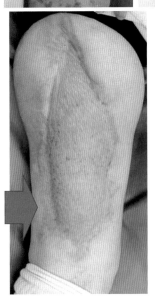

図 1.
50 歳台．女性
右大腿礫創による広範囲皮膚欠損創を NPWT で治療
された症例

図 2.
30 歳台．男性
右上肢の血流障害を伴う広
範囲骨・軟部組織欠損創を
血行再建後，NPWT の長期
併用を余儀なくされた症例

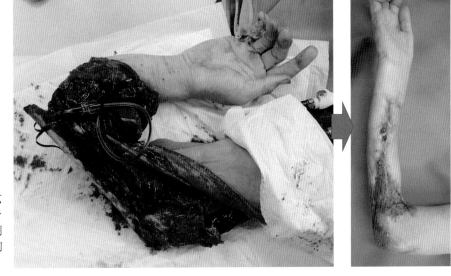

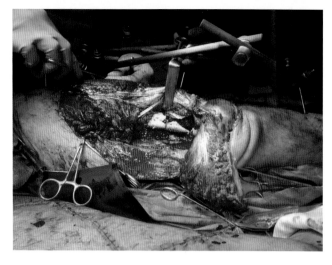

図 3.
20 歳台，男性
左大腿部の血流障害を伴った開放
性骨折・軟部組織欠損創を，即日
の大腿骨創外固定，大伏在静脈移
植による大腿動脈血行再建直後

急性期重度四肢外傷治療に NPWT を組み込む場合，露出した骨上への肉芽形成など一定の効果をもたらす場合はある．しかし，NPWT による肉芽形成は長期間の創部固定を余儀なくされるので，そもそも急性期創傷の治療オプションとしてはそぐわない．これは機能的再建のための emergency flap・emergency skin graft を用いた早期創閉鎖という急性期四肢外傷の治療哲学とは矛盾するとも言える．重度四肢外傷で主流となっている所謂「Fix & Flap」を基盤とした治療では，確定的デブリードマンと骨折部安定化から出血コントロールが確約された創部での創部管理としての NPWT，そして骨再建および軟部組織再建へと流れていくが，この確定的デブリードマンの範囲判定には常に困難さが付きまとう（図 3）．一般に，受傷初日に行う初回デブリードマンと受傷後 48 時間以内に行う 2nd look としてのデブリードマンを進めていくが，実際の受傷時の皮膚や皮下組織，筋体などの組織血流はグラデーションがあるので，これを二極化させるのが急性期外傷治療に NPWT を組み込む最大の利点とも言える．繰り返されるデブリードマンの間で適時 NPWT を使用するのが最もよい適応であるとする報告もある[2]．つまり，血流がジリ貧の組織を活性化し vital な組織として復活させたり，偽の生きているように見える組織も壊死判定を確定させたり，と開放創部の残存組織の生死を"確定"へ導き再建手術へ"橋渡し"する必要がある場合に NPWT を用いることになる．

## 壊死性筋膜炎治療での NPWT の立ち位置

壊死性筋膜炎など壊死性軟部組織感染症も救命センターでは頻繁に遭遇するが，搬入時の迅速な診断と早期の外科的デブリードマンの如何により生命予後が決してしまう疾患である．切開排膿などの外科的介入後も局所の感染コントロールが極めて重要で，NPWT だけでなく局所陰圧洗浄療法（NPWT with Instillation and Dwelling（NPWTi または NPWTi-d）も応用されつつある（図 4）．36 例のフルニエ壊疽の解析では，手術回数や入院期間の短縮が示唆され[3]，病変が深部に至っているなどで，厳密な外科的デブリードマンに至らなかった症例でも NPWTi-d は良好な肉芽形成を促す可能性がある[4]．

## 考　察

亜急性期に遊離皮弁で治療した開放性脛骨骨折において，ガーゼドレッシングと比較した NPWT 群で軟部組織感染や骨癒合不全や皮弁合併症などの全合併症率が少なかったとした報告[5)6]や，NPWT を用いることで感染リスクが 1/5 になり，平均 3.7 日以内に閉創可能な状態になったとする RCT[7]，肉芽組織と血管新生が増加して創傷面積と細菌増殖が減少し，局所感染陽性率が低下した

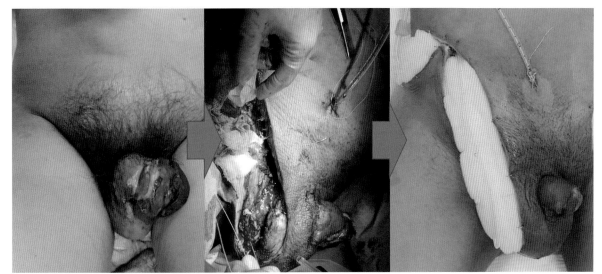

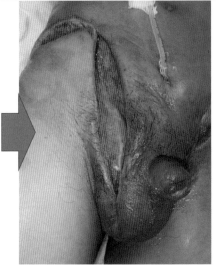

図 4.
50 歳台, 男性
下腹部および外陰部の壊死性軟部組織感染症に対し, 局所陰圧洗浄療法(NPWTi-d)が応用された症例

とする RCT[8], また, 773 人の開放性骨折患者を対象としたシステマティックレビューとメタアナリシスでも, NPWT の優位性が示されている[9]. これらのエビデンスレベルの高い報告は, 四肢開放性骨折治療での NPWT の"橋渡し"治療としての優位性を補強している.

一方で, NPWT は皮弁などを含む外科的閉創が可能となった時点で, すぐに終了するべきということも以前から強調されている[2]. NPWT の感染率低減効果は限定的で菌種選択的である可能性を示したシステマティックレビュー[10]や, NPWT を 7 日以上使用すると深部感染が増加したとする報告[11], 細菌が定着している創傷に対する NPWT の使用の効果を支持するには十分な証拠がないとす

る報告[12], さらには, 下肢の重症開放性骨折患者 460 人を対象とした RCT である WOLLF 試験では, 手術部位感染に有意差がなかったとして, NPWT の routine での実施に反対声明まで出されている[13]. つまりは, 四肢の急性期外傷では漫然と NPWT で肉芽形成を待っているのではなく, 1 週間以内の外科的閉創を目指すべきであるとの意見が多い.

しかしながら, NPWT のもう 1 つの利点として, 骨露出を伴った開放性骨折であっても受傷部位によっては, 一定養生期間の肉芽形成により単純な植皮術などにダウングレードした再建手術で済ませることができることがある. 実際, 脛骨開放性骨折において遊離皮弁での再建を最大 30%

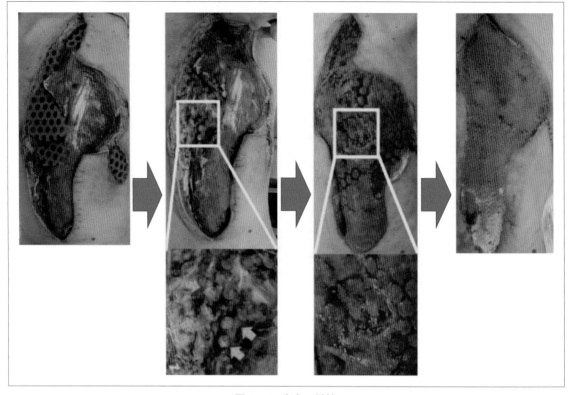

図 5. 60 歳台，男性
背部壊死性筋膜炎を NPWT with reticulated open cell foam で治療された症例

減少させたとする報告もある[14]．これらの背景か
ら，止むなく求められる一定長期間の創部閉鎖環
境と，それに起因する細菌増殖リスクを低減すべ
く，生理食塩水を創部に注入し短時間の浸漬を
行って感染性異物や壊死組織を除去することをコ
ンセプトとした局所陰圧洗浄療法（NPWT with
Instillation and Dwelling；NPWTi または
NPWTi-d）も徐々に普及してきている[15]．開放性
骨折を含む様々な創傷を持つ 131 人の患者を対象
にした前向き研究の評価で，NPWTi が感染を
伴った創部の治療に有効であることも報告されて
いる[16]．軟部組織損傷，骨露出，骨髄炎など，感
染を伴うことが多い救命救急センター搬送症例で
は，NPWTi-d の適応は画期となる可能性があり，
壊死性筋膜炎治療への応用も含めて，今後欠かせ
ないデバイスとなっていくことも予想される．加
えて，独特のデザインを有した創傷コンタクト
フォームを使用した NPWT with reticulated

open cell foam も広範な dead space を伴う壊死性
筋膜炎治療には使用されてきている（図 5）．接触
層のフォームに 1 cm 大の無数の孔が存在し，周
期的な洗浄液の注入と浸漬とともに創面に物理的
な刺激をもたらして壊死組織除去を促していると
されるが，その作用機序を含めた今後の研究が望
まれる．

いずれにしても，NPWT は皮膚軟部組織欠損創
にただ漫然と使用するのでなく，つまり「取り敢
えず NPWT で‥あとは経過を診ながら‥」と使用
するものではないことは肝に銘じたい．経験を含
めた art な部分にはなるが，創傷部に血流を含め
たグラデーションがある症例（図 6）に対しては
NPWT を使用し，グラデーションのない症例（図
7）には，emergency flap・emergency skin graft
で早急に創閉鎖することで，医原的な機能障害が
生じるのを回避できる．NPWT は治療ゴールを
設定し明確な目的を持って補助的に使用するとい

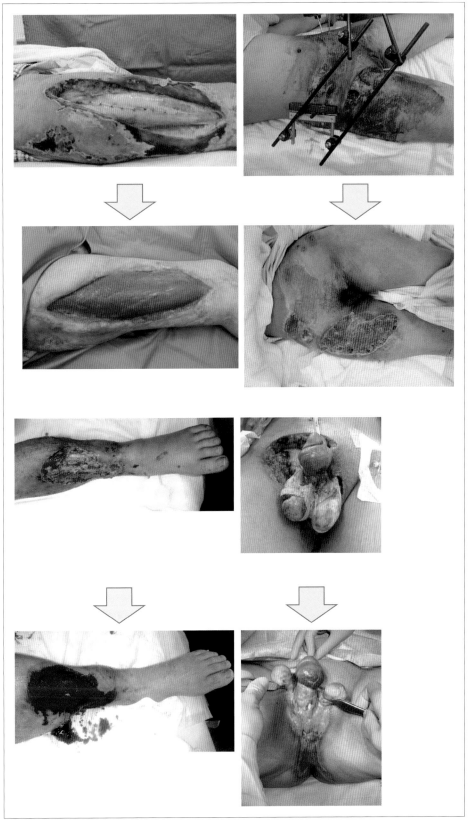

図 6. いわゆる白物（腱，骨など）と赤物（筋肉など）の混在や，血流豊富なもの
と不良なものの混在を認めるような，創傷にグラデーションがある症例

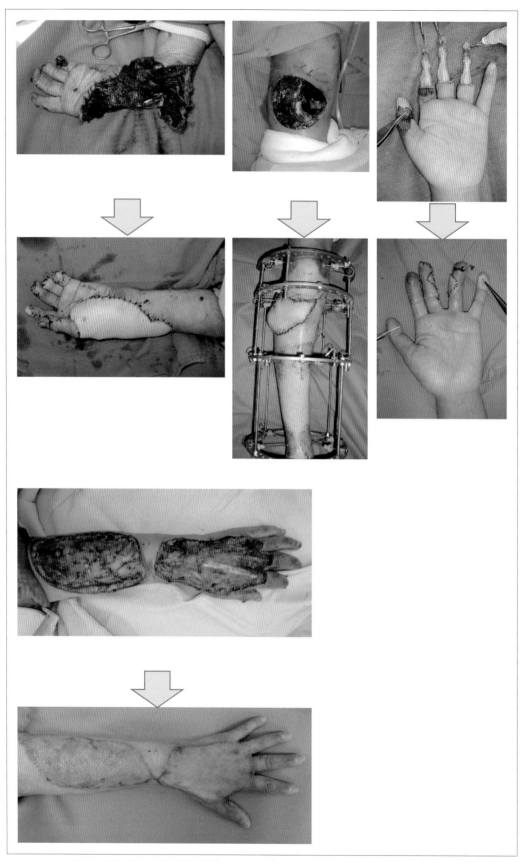

図 7. 明らかに血流良好な筋肉のみや，骨のみの完全な剥き出しなど，創傷に
　　　グラデーションがない症例

う意識が重要で，施術者には受傷様態に応じて初療時に機能的再建のゴールを見据えることのできる能力が求められる．

**参考文献**

1）Gopal, S., et al.：Fix and flap：the radical orthopaedic and plastic treatment of severe open fractures of the tibia. J Bone Joint Surg Br. **82**（7）：959-966, 2000.

2）Krug, E., et al.：Evidence-based recommendations for the use of negative pressure wound therapy in traumatic wounds and reconstructive surgery：steps towards an international consensus. Injury. **42** Suppl 1：S1-S12, 2011.

3）He, R., et al.：Characteristics of Fournier gangrene and evaluation of the effects of negative-pressure wound therapy. Front Surg. **9**：1075968, 2022.

4）Blalock, L.：Use of negative pressure wound therapy with instillation and a novel reticulated open-cell foam dressing with through holes at a level 2 trauma center. Wounds. **31**（2）：55-58, 2019.

5）Rinker, B., et al.：Subatmospheric pressure dressing as a bridge to free tissue transfer in the treatment of open tibia fractures. Plast Reconstr Surg. **121**（5）：1664-1673, 2008.

6）Kim, J. H., Lee, D. H.：Negative pressure wound therapy vs. conventional management in open tibia fractures：Systematic review and meta-analysis. Injury. **50**（10）：1764-1772, 2019.

7）Stannard, J. P., et al.：Negative pressure wound therapy after severe open fractures：a prospective randomized study. J Orthop Trauma. **23**（8）：552-557, 2009.

8）Sinha, K., et al.：Vacuum assisted closure therapy versus standard wound therapy for open musculoskeletal injuries. Adv Orthop. **2013**：245940, 2013.

9）Grant-Freemantle, M. C., et al.：The effectiveness of negative pressure wound therapy versus conventional dressing in the treatment of open fractures：a systematic review and meta-analysis. J Orthop Trauma. **34**（5）：223-230, 2020.

10）Glass, G. E., et al.：Does negative-pressure wound therapy influence subjacent bacterial growth? A systematic review. J Plast Reconstr Aesthet Surg. **70**（8）：1028-1037, 2017.

11）Bhattacharyya, T., et al.：Routine use of wound vacuum-assisted closure does not allow coverage delay for open tibia fractures. Plast Reconstr Surg. **121**（4）：1263-1266, 2008.

12）Patmo, A. S., et al.：The effect of vacuum-assisted closure on the bacterial load and type of bacteria：a systematic review. Adv Wound Care（New Rochelle）. **3**（5）：383-389, 2014.

13）Costa, M. L., et al.：Negative-pressure wound therapy versus standard dressings for adults with an open lower limb fracture：the WOLLF RCT. Health Technol Assess. **22**（73）：1-162, 2018.

14）Dedmond, B. T., et al.：The use of negative-pressure wound therapy（NPWT）in the temporary treatment of soft-tissue injuries associated with high-energy open tibial shaft fractures. J Orthop Trauma. **21**（1）：11-17, 2007.

15）Kim, P. J., et al.：Negative pressure wound therapy with instillation：International consensus guidelines update. Int Wound J. **17**（1）：174-186, 2020.

16）Brinkert, D., et al.：Negative pressure wound therapy with saline instillation：131 patient case series. Int Wound J. **10** Suppl **1**（Suppl 1）：56-60, 2013.

# グラフィック リンパ浮腫診断

## —医療・看護の現場で役立つケーススタディ—

著者　**前川二郎**（横浜市立大学形成外科　主任教授）

リンパ浮腫治療の第一人者、前川二郎の長年の経験から、厳選された 41 症例の診断・治療の過程を SPECT-CT リンパシンチグラフィをはじめとする豊富な写真で辿りました。併せて患者さんの職業や既往など、診断や治療において気を付けなければならないポイントを掲載！
是非お手に取りください！

2019 年 4 月発売　オールカラー　B5 判　144 頁　定価 7,480 円（本体 6,800 円＋税）

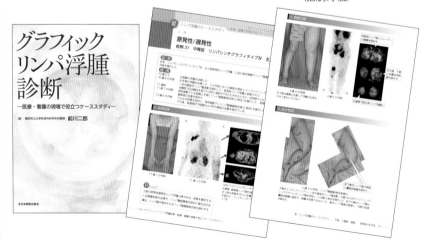

更に詳しい
目次はこちら！

**全日本病院出版会**　〒113-0033 東京都文京区本郷 3-16-4　Tel：03-5689-5989
www.zenniti.com　　Fax：03-5689-8030

PEPARS　No.197：73-81，2023

◆特集／NPWT（陰圧閉鎖療法）の疾患別治療戦略

# 足部潰瘍に対する NPWT 治療戦略

寺部　雄太[*]

Key Words：難治性足潰瘍（hard-to-heal foot ulcer），局所陰圧閉鎖療法（negative pressure wound therapy），包括的高度慢性下肢虚血（chronic limb-threatening ischemia），糖尿病足潰瘍（diabetic foot ulcer），足部潰瘍（foot ulcer）

**Abstract**　　局所陰圧閉鎖療法は，吸引により過剰な滲出液の制御および創面に刺激を与えて肉芽形成を促進させるなどを可能とした物理療法の1種である．難治性足潰瘍の治療も例外にもれず局所陰圧閉鎖療法の恩恵を受けている．

　局所陰圧閉鎖療法を，いつどのような形で難治性足潰瘍に適応するかは，本療法の治療目標の設定が重要である．そのためにこの療法の機能および付属品も含めた種類，各種治療の工夫を知っておくことが，治療時期や適応などに幅を持たせることを可能とする．

　難治性足潰瘍の局所陰圧閉鎖療法は，通常の創傷より足部という点で，複雑性を増す．足部は，可動部であり接地部でもある．難治性足潰瘍の治療には免荷が必要であり，免荷のための装具も必要であり，局所陰圧閉鎖療法の装着には，他の潰瘍とは異なり工夫が必要である．今回は，難治性足潰瘍に対する局所陰圧閉鎖療法の基本的な治療および方針を示す．

## はじめに

　足部潰瘍の治療は，血流確保・免荷・感染制御が重要と言われている[1]．これらを行いながら，潰瘍の局所治療を行っていく．

　局所治療とは，外用薬，被覆材，局所陰圧閉鎖療法（negative pressure wound therapy；NPWT）などであり，近年では多血小板血漿などの再生医療が加わってきている．最終的に，肉芽増生や上皮化・創閉鎖を目標に，様々な手段をいかに駆使するかが創傷治療医の手腕と考えられる．

　その中で肉芽増生に効果的なのが NPWT である．NPWT により早期に肉芽を増生することで，閉創や上皮化を円滑に行うことが可能となる．

## 足潰瘍における NPWT の治療戦略

### 1．NPWT の種類

　NPWT には，陰圧が連続，間欠モードがあり，間欠のなかには 3M™ Dynamic Pressure Control™（DPC）モードや Adjustable intermittent（AI）モードがある．また，周期的自動注入機能（negative pressure wound therapy with instillation and dwelling；NPWTi-d）には，smart instill™ 機能があり，注入量の自動計算も自動になっており，使用しやすくなっている．使用するフィラーも多数あり（主に親水性が異なる），その中のフォーム（reticulated open-cell foam；ROCF）のうち ROCF-CC（3M™ ベラフロクレンズチョイス™ フォーム）は，滲出液や感染・壊死組織などの除去を，より効率的に行えるようになっている．これらを症例ごとに適応を検討して選択する．

### 2．NPWT 適応除外

　NPWT は，高度な感染や重度の虚血症例には

＊　Yuta TERABE，〒344-0063　春日部市緑町5丁目9番4号　春日部中央総合病院下肢救済センター，副センター長

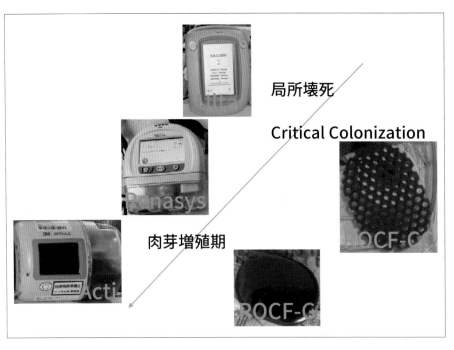

**局所壊死**

**Critical Colonization**

**肉芽増殖期**

図 1.
NPWT の種類と選択
主な NPWT 機器とフィラーである．選択もシンプルに局所壊死や critical colonization がある段階から，肉芽増殖期にかけて選択・変更していくことが多い．

使用ができないため，診察や検査によって除外する．

骨髄炎も含めて感染の判断は，CT や MRI が有用であるが，潰瘍部周囲の局所所見として超音波を用いるのも有用である[2]．また全身に炎症や感染があるかの判断の有無として，血清 CRP 値を確認するのも有用な手段である．血清 CRP 値が 3.1 ± 3.8 mg/dL までの感染創なら NPWTi-d の有効性が示されている[3]．

虚血の判断は，足関節上腕血圧比（ankle-brachial pressure index；ABI），皮膚灌流圧（skin perfusion pressure；SPP）や経皮酸素分圧（transcutaneous oxygen tension；TcPO$_2$）が有用であるが，具体的な数値は明確ではない．虚血があるとされる難治性足潰瘍に対しては，−50 mmHg の低圧や間欠モードが有効であったという報告はある[4][5]．ただし，虚血の程度は各報告で異なり，やはり今後の報告が待たれるところではある．我々は，最低ラインを ABI では 0.5，SPP と TcPO$_2$ は 30 mmHg を目安にしている．そして虚血と判断された場合は，陰圧の度合いを −80 mmHg より弱く設定して間欠モードとしている．加えて NPWT の初回交換時期を早めて，有害事象がないか判断している．

## 3．NPWT の選択（図 1）

NPWT は種類が増えており，機器の選択に悩むことがある．難治性足部潰瘍では，多くの場合にデブリードマン後に使用する．デブリードマンによる創部からの出血がコントロールできた後に NPWT を開始する．最初は感染の残存の可能性や術後炎症があるため，NPWTi-d と可能なら DPC モードで開始する（図 2）．有害事象がなく肉芽が増生できた場合に NPWT に変更していく．その際も，間欠モードが優先で，能わない時に連続モードとする．もちろん感染・炎症などなく NPWTi-d の必要性がないと判断されれば NPWT から開始することもある．

機器の選択とともにフィラーの選択も考慮がいる．創部に壊死組織や炎症がある際には，NPWTi-d を機器として選択することが多い．その際に洗浄，浸漬，フラッシングの効果を向上するために ROCF-CC を選択することが多い．NPWT の際には，ROCF-CC を継続する場合もあるが，多くは ROCF-G に移行していく．またフォーム材の固着により疼痛を訴える場合があるため，コットンフィラーやホワイトフォームを使用する場合もある．

他の選択要因としては，難治性足部潰瘍に特徴

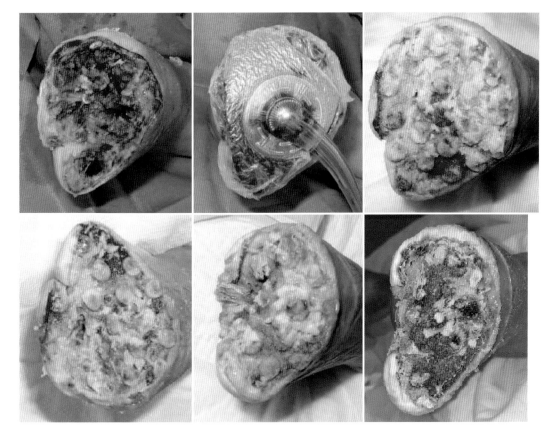

| a | b | c |
|---|---|---|
| d | e | f |

**図 2.** NPWTi-d と ROCF-CC の壊死組織除去効果

a，b：CLTI（ABI 0.8，SPP 28）の中足骨切断後　　　c：3 日後表層に黄色壊死あり

d：1 週間後　　　　　　　　　　　　　　　　　　e：1.5 週間後

f：2 週間後概ね壊死組織は除去された.

*NPWTi-d 交換時無麻酔で行えるメンテナンスデブリードマン施行

的なことに活動の問題がある．治療において免荷が必要である一方で，免荷によって移動能力は制限および低下している．そのため，機器の大きさと重さが移動能力に影響する．一番大きく重いもので，3M$^{TM}$V. A. C.$^{®}$ Ulta 型陰圧維持管理装置（以下，Ulta）の 3.35 kg である．移動に伴い機器は帯同するため，大きく重いことで活動を制限できる一方で，活動する際には転倒のリスクにつながる．ある程度治療が進み，歩行練習を開始している際には，あえて単回型 NPWT にして軽量化することもある（図 3）.

　NPWT の治療期間は，最長で 4 週間と決められているため，その期間で NPWT の治療目標を達成できるように選択することが肝要である.

### 4．NPWT との組み合わせ

　NPWT の主な目的は，肉芽増生にある．難治性

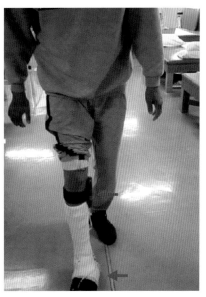

**図 3.** Snap$^{TM}$（赤矢印）で歩行（青矢印：免荷サンダル＋Total Contact Cast（TCC））

歩行可能な時期や退院間近となれば，NPWT の機器を単回型にすることで，NPWT をしながらリハビリテーションをしてもリスクは減る．一方で活動しすぎることがある.

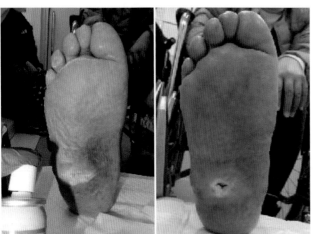

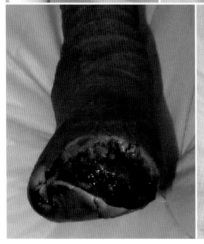
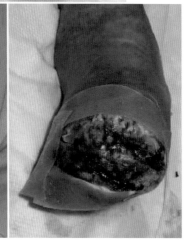

図 4.
創縁保護，NPWT による浸軟に対する対応
　a，b：被膜スプレーによる保護
　c，d：ハイドロコロイドによる保護

足潰瘍の治療では，純粋に NPWT のみではうまくいかない場合もあり，多種多様な組み合わせによる工夫が必要である．

### A．創縁の保護

創縁が滲出液やフィラーによってびらんや浸軟といった有害事象を受けることがあり，その際に潰瘍創縁の対応をする必要がある．フィラーを正常皮膚に接触しないようにすることは当然であるが，それでも有害事象が起こった場合は，創縁に対して付属のフィルムの貼付，被膜剤やハイドロコロイドドレッシングを貼付して対応する（図4）．

### B．上皮化を促す

NPWT により肉芽増生を図るが，創部の深さや創床の状況によっては均一に肉芽が増生しないことがある．つまり不十分な肉芽増生の部分と十分な肉芽増生の部分があり，不十分な部分に NPWT を継続したい場合がある．その場合は，十分な部分にフィラーを設置するより被覆材を貼付することで上皮化を促すことが可能となる．不十分な部分が肉芽増生する間に上皮化を促すことで NPWT 終了後の治療が容易になる（図5）．それは閉創の際に植皮や皮弁の範囲の減少が期待できることや，そもそも潰瘍範囲によっては外用薬や被覆材による治療で治癒を図ることが可能などである．

### C．コンタクトレイヤーの使用

フィラーによる固着が強く痛みがある場合，固着しづらいフィラーへの変更も手ではあるが，肉芽増生能が劣るため，コンタクトレイヤーを使用することがある．コンタクトレイヤーを使用することでフィラーの固着を防ぐことが可能となり，かつコンタクトレイヤー未使用よりは劣るが肉芽増生を促すことができる．

### D．Critical colonization が疑われる場合

NPWT は，創部を密閉して数日間治療するため，critical colonization の状態であると局所感染

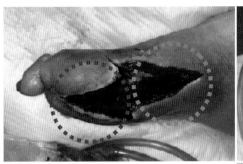
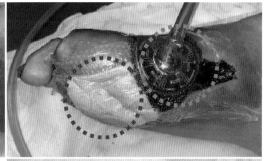
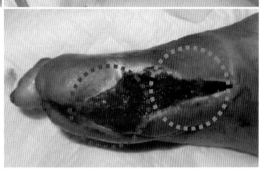

図 5.
上皮化を促す.
  a：一部は肉芽増生が良好（赤点円）で，残りがまだ NPWT
    で肉芽増生したい（青点円）場合
  b：肉芽増生部分に NPWT，上皮化を促したい部分に被覆
    材（メピレックス® ボーダーフレックス）を貼付する.
  c：上皮化が進み（赤点円），肉芽で埋まり（青点円），植皮の
    範囲が減少した.

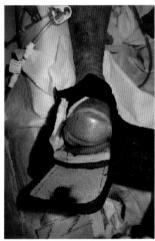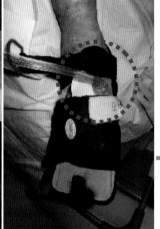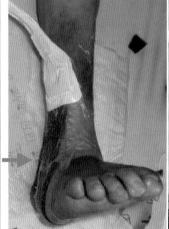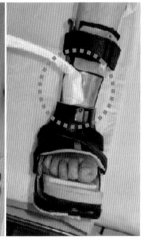

a｜b｜c｜d　　　　　　　　　　図 6．免荷装具と NPWT
  a，b：フォームを装着した段階で，治療用サンダルを装着し，トラックパッドが
    治療用サンダルの装着を阻害しないこと（赤点円）を確認する.
  c，d：ブリッジング（青矢印）によって下腿まで延長することで短下肢装具の装着
    を阻害しないよう（青点円）にする.

や全身感染となる場合がある．一方で，critical colonization を即時判断することは，困難である．そのため疑わしい場合に，殺菌性のガーゼ（タマガワヨードホルムガーゼ，玉川衛材株式会社）や細菌を結合させる被覆材（Sorbact® コンプレス，センチュリーメディカル株式会社）などを併用する．やや局所感染が疑われる場合にも使用可能ではあるが，その際は NPWT ではない治療が無難

である.

### E．免荷装具との組み合わせ

　難治性足潰瘍には，免荷が必要である．何かしらの免荷装具を適応しており，NPWT が免荷装具の阻害をしてしまうと治療が遅れることが多い．そのため必ず免荷装具を装着し，それが装着の阻害をしないように NPWT を装着する（図6）.

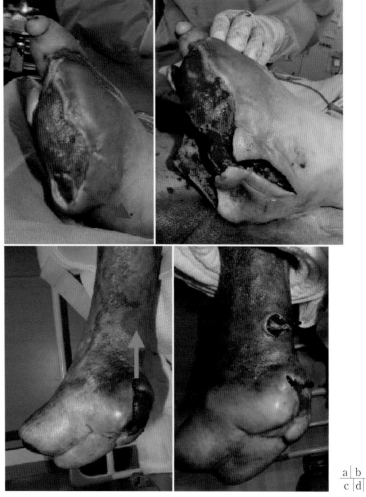

a | b
---|---
c | d

図 7. 感染の波及
両症例とも NPWT で一見良好な肉芽増生である．活動制限ができず
感染が波及した例である．
 a，b：肉芽は良好であるが，腓骨筋腱に沿った(赤矢印)感染があ
　　り，デブリードマンを追加した．
 c，d：アキレス腱に沿って感染が波及(青矢印)し，この後デブリー
　　ドマンを追加した．


### 症例検討

今回は代表的な 2 疾患を提示し，現段階での治療方針を示す．

### 1．糖尿病性足潰瘍(diabetic foot ulcer；DFU)

DFU は，活動量制御と感染対策が重要である．十分なデブリードマンを施行した後に NPWT を開始する．NPWT 中もメンテナンスデブリードマンは必要なことが多く，壊死組織や汚染組織の除去が必要になる．除去した組織の位置によって

は，活動による感染・炎症の波及の場合があるため，治療の軌道変更が必要となる．この際に，NPWT をすることで，肉芽増生を図ることができる部分と図ることができない部分を確認する．図ることができない部分の問題を NPWT 交換の度に検討することが肝要である．感染の波及は筋腱に沿っていくことは知っておくことである．前足部では，趾の屈筋腱や伸筋腱に注目する．特に足底に感染・炎症がある場合は，長母趾・長趾屈筋に沿って容易に土踏まず部分まで波及する．炎

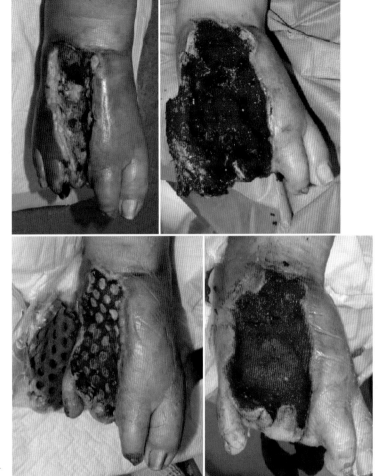

a b / c d

**図 8.** 症例 1：糖尿病足潰瘍
a：初診時，足背に切開がされているが，不良組織が残存している．
b：デブリードマン後．同時に NPWTi-d と TCC 開始
c：NPWTi-d 2 週間後，不良組織はなく，良好な肉芽増生が見られ，
　　NPWT で AI モードを開始した．
d：4 週間後，肉芽で埋まったため，その後植皮術で閉創した．

症が中足部まで，どの列でも波及すると，そこからは非常に治療に難渋する（図 7-a, b）．後足部の潰瘍（主に踵）では，アキレス腱への波及に注意して対応をする（図 7-c, d）．

**症例 1**：50 代，男性．DFU，糖尿病，W3I0fI2F0，高速道路管理業務（図 8）

糖尿病コントロール不良のため，左Ⅲ趾から感染し切開排膿され紹介受診（図 8-a）．Ⅲ・Ⅳ趾切断とデブリードマン後 NPWTi-d 開始（図 8-b）．2 週間後良好な肉芽増生が見られ，NPWT に変更し AI モード開始（図 8-c）．4 週目に良好な肉芽増生となった（図 8-d）．その間は，Total Contact Cast（TCC）で免荷を行った．

**2．包括的高度慢性下肢虚血（chronic limb-threatening ischemia；CLTI）**

CLTI の程度は如何とはいえ虚血を伴っており，それが DFU とは異なる点になる．血行再建が必要なことが多く，血行再建の技術・考え方は術者や施設で異なる．その方針に沿った創傷治療となる．血行再建後の血流改善の程度は，血行再

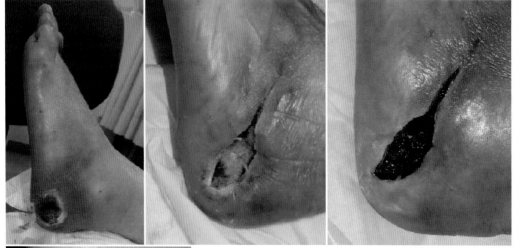

図 9.
症例 2：包括的高度慢性下肢虚血
　a：初診時，足の側面に切開がされているが，不良組
　　　織が残存している．
　b：デブリードマン後．同時に NPWTi-d と TCC 開始
　c：NPWTi-d 2 週間後，不良組織はなく，良好な肉芽
　　　増生が見られ，NPWT で AI モードを開始した．
　d：4 週間後，肉芽で埋まったため，その後植皮術で閉
　　　創した．

建の治療内容を確認のうえ，血管造影画像や血行再建後の ABI，SPP，$TcPO_2$ と潰瘍の経時変化で判断する．血行再建の反応が創傷治癒に乏しいこともあり，その場合は 1 週間程度待ち，反応を確認することもある．場合によっては補助療法を併用して治療を行う．全てを NPWT で治療せず，緩徐にでも改善する治療が優先されることも多い．

　血行再建後に注意すべきは，虚血性感染の顕在化である．血流が改善することで，くすぶっていた感染が顕在化することがある．その際は，早急な感染対策（主にデブリードマン）が必要になる．

　**症例 2**：60 代，女性．CLTI，糖尿病，慢性腎臓病（G5d），W3I2fI3F1，主婦（図 9）

　左踵外側潰瘍あり．血行再建を頻回に行い，改善しないとのことで紹介（図 9-a）．血管内治療で血行再建しデブリードマンを施行した段階でNPWTi-d 開始．NPWTi-d 開始 1 週間後（図 9-b），まだ不良組織が残存していたため，さらに 2 週間 NPWTi-d を継続した（図 9-c）．良好な肉芽増生が得られたため，NPWT に変更し，AI モードを開始した．4 週間後，良好な肉芽増生となった（図 9-d）．

## 今後の NPWT と足潰瘍

　NPWT は，現段階で難治性足潰瘍に限らず創傷に適した治療方法の 1 つである．難治性足潰瘍では，基本的な治療をしながらどのタイミングでNPWT を開始するかが要となる．NPWT を施行しながらも，その治療が順調であるかは常に検討が必要である．

今後再生医療をはじめとした新しい医療や NPWT 自体のアップデートが登場した際に対応していくことが肝要である.

**参考文献**

1) Conte, M. S., et al.：Global vascular guidelines on the management of chronic limb-threatening ischemia. J Vasc Surg. **69**(6S)：3S-125S.e40, 2019.
　Summary　CLTI に関する診療ガイドラインであり, 臨床に関わる場合は一読を勧める.

2) Daneshvar, K., et al.：Diagnostic imaging of diabetic foot disorders. Foot Ankle Clin. **27**(3)：513-527, 2022.
　Summary　糖尿病足病変の感染も含めた画像診断に対してまとめてある.

3) 山城憲二郎ほか：感染創部に対する洗浄型局所陰圧閉鎖療法前後の血清 CRP 値の推移. 創傷. **13**(1)：1-7, 2022.

4) Kasai, Y., et al.：Application of low-pressure negative pressure wound therapy to ischemic wounds. J Plast Reconstr Aesthet Surg. **65**(3)：395-398, 2022.
　Summary　虚血創における低圧での NPWT の有用性を示している.

5) Sundby, Ø. H., et al.：The effects of intermittent negative pressure on the lower extremities' peripheral circulation and wound healing in four patients with lower limb ischemia and hard-to-heal leg ulcers：a case report. Physiol Rep. **4**(20)：e12998, 2016.
　Summary　虚血創における間欠モードで, 血流を改善し創傷治癒を促す可能性を示している.

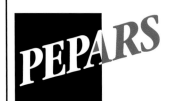

◆特集／NPWT（陰圧閉鎖療法）の疾患別治療戦略

# 在宅診療における NPWT の治療戦略と工夫

木下　幹雄*

**Key Words**：在宅（home care），陰圧閉鎖療法（NPWT），多職種連携（multi professional collaboration），情報共有（information sharing），環境整備（environmental arrangement），トラブルシューティング（trouble shooting）

**Abstract**　　在宅における局所陰圧閉鎖療法（NPWT）では，医療従事者の目が離れる時間が長くなる特徴があり，出血や感染といった有害事象に気づくタイミングが遅れやすい．NPWT 開始の基準を通常よりも厳密にすること，起こり得る有害事象の情報共有方法を事前に確認しておくことが重要である．在宅における NPWT のメリットは，処置回数を減らすことができるため，訪問看護の介入頻度を減らすことができ，患者の苦痛を減らすことができる点である．また，治癒までの期間を大幅に短縮できる点も有用である．今後増加すると予想される，在宅での創傷管理において，積極的に活用を進めたい治療選択肢の1つである．

## はじめに

　局所陰圧閉鎖療法（以下，NPWT）の有用性・有効性が広く知られてくるに従い，病院でのNPWT の使用は診療科の垣根を超えて広まってきている．適応に関しても慢性創傷以外に術後閉鎖創への使用も認可され使用頻度が拡大している．

　在宅での使用は，当初より合併症を恐れた認可となっており，使用できる機種・治療できる職種ともに限定的で，活用しづらい制度となっている．そのような中でも，在宅での NPWT は創傷治癒に非常に有効であり，治療期間短縮・処置回数を減少させる観点からも活用を広げたい選択肢の1つである．今回の特集では，在宅におけるNPWT の治療戦略と工夫，今後の方向性につき言及する．

＊　Mikio KINOSHITA，〒196-0003　昭島市松原町 4-11-9　医療法人社団心愛会 TOWN 訪問診療所，理事長

## 在宅における NPWT の現状

　在宅における局所陰圧閉鎖処置は2020年4月の医療保険改定より正式に認可され，算定が可能となった．現在，在宅にて使用できる機種はスミス・アンド・ネフュー社の PICO® 創傷治療システム（以下，PICO®）と 3M 社の 3M™ Snap™ 陰圧閉鎖療法システム（以下，Snap™），Genadyne 社の UNO™ 単回使用創傷治療システム（以下，UNO™）の3つに限定されており，いずれも小型で携帯性を重視したもののみが認可されている．現状では，使用できる機器は小型のもののみであるため，滲出液の量が少なく，潰瘍面積の小さな創傷に限定して使用できる状況である．在宅診療で勤務する医師の多くが内科医であるため，NPWT の適応や使い方を熟知している人は少なく，使用は限定的となっている．また，手順書の発行により，看護師による交換も可能となったが，現状では皮膚・排泄ケア認定看護師（WOCNs）と特定行為看護師（特定Ns）のみが処置

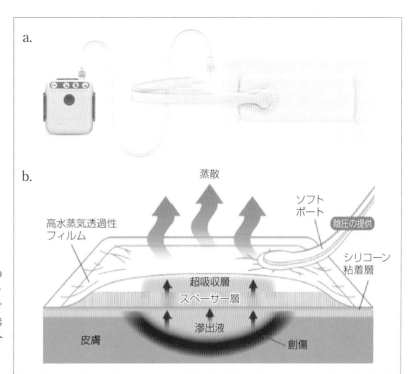

**図 1.**
PICO® の構造
被覆材の部分に陰圧を付加するための
チューブが連結されている．本体はキャ
ニスターレスで−80 mmHg のみをかけ
ることができる．被覆材に吸収された滲
出液は，表面のフィルムを通して大部分
が蒸散される．

図中のラベル：
a.
b.
蒸散
ソフトポート
陰圧の提供
高水蒸気透過性フィルム
シリコーン粘着層
超吸収層
スペーサー層
滲出液
皮膚
創傷

可能であり，在宅にこれらの看護師が少ないた
め，実質的にはほとんど運用できていない．

### 在宅における創傷治療の特徴

　ご自宅で安全に NPWT を実施する上で，在宅
での創傷治療の特徴を知っておくことは不可欠で
ある．まず，1 点目の特徴としては，在宅では医
療従事者の観察の目が離れる時間が長いというこ
とである．具体的には，特別指示書を発行して，
毎日訪問看護を導入したとしても 24 時間医療従
事者の観察が入らないことになる．つまり，創部
の感染や出血といった有害事象に気づくタイミン
グが遅れてしまう可能性があるということを常に
念頭に置いておく必要がある．そのため，デブ
リードマンを行う際には，1 度に全ての壊死組織
を取ろうとするのではなく，複数回に分割して，
出血を起こさないように配慮すべきである．ま
た，感染にいち早く気付くために，看護師や家族
などに知識の共有をしておくことと，連絡手段の
手順を決めておくことも大切である．悪臭や粘稠
な滲出液，全身性の発熱などの変化があった際に
は感染を疑い，すぐに連絡をもらえるようにお伝
えしている．

　2 点目の特徴としては，訪問看護，入浴サービ
ス，ヘルパーや家族など処置に加わってくれる介
護者が複数存在する，という点である．つまり，
処置の内容を含め，意思統一が図りづらく，人に
よって治療のばらつきが生じやすい．処置内容や
指示はできるだけ「シンプルに統一する」ように心
がけ，情報共有を定期的にアップデートできるよ
うにしている．具体的には，複数のキズがある場
合など，場所によって処置内容を変えたりせず，
できるだけ同じ処置に統一する．また，情報共有
のため，患者のご自宅に共有ノートを作成し指示
をメモに残したり，最近では医療用の SNS を活用
してリアルタイムで写真の共有や指示出しなどが
できるようになってきている．

### 在宅で使用可能な 3 機種の特徴

#### ＜PICO® 創傷治療システム（以下，PICO®）＞

　スミス・アンド・ネフュー社が提供している
ポータブルな NPWT の機器である．電池により
モーターを駆動して陰圧を付加するシステムで，
吸引できる強さは−80 mmHg のみである．本体
に滲出液を貯めるためのキャニスターは付随して
おらず，滲出液は創傷と密着する被覆材の部分で

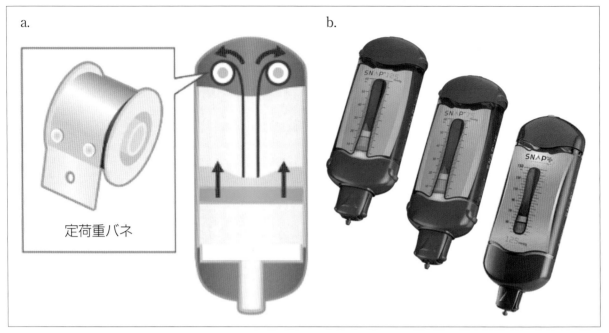

**図 2.**
a：Snap™の構造. 定荷重バネを使用して陰圧をピストン経由で付加する.
b：陰圧はバネの強さを選択することにより−125, −100, −75 mmHg を選択
することができる.

処理するシステムである. 使用方法は極めて容易
で, キットに付属する被覆材を患部に貼付し,
リークを防ぐために四方をドレープで補強する.
陰圧を付加するためのチューブを本体に連結し,
中央のスタートボタンを押すだけで治療が開始さ
れる. 滲出液は被覆材のスペーサー層の中を垂直
に吸い上げられ, 超吸収層に一旦貯留される. 被
覆材の表面は高水蒸気透過性フィルムとなってお
り, 水分のみが表面から蒸散されるため, 滲出液
の大部分を被覆材の部分で処理できる(図1).

　PICO® は貼付が容易であり, 経験の浅いスタッ
フでも使用しやすいというメリットがある. 一
方, 被覆材の形が決められており, 切れ込みを入
れるなどの細工をするとリークの原因となるた
め, 足の先端など複雑な形状の部分には適さな
い. また, 深い創傷には被覆材が追従しにくいた
め, 浅くて平坦な形状の創傷に, より適した製品
であると言える.

**＜3M™ Snap™陰圧閉鎖療法システム(以下,
Snap™)＞**

3M社が提供するポータブルなNPWTデバイス

である. 定荷重バネを使用して陰圧を付加するシ
ステムであり, 本体の左右に2本バネが配置され
ている. バネの先端はピストンにつながってお
り, ピストンを引き上げることで陰圧が付加され
る. 陰圧はバネの強さにより−125 mmHg, −100
mmHg, −75 mmHg の本体を選択できるように
なっており, それぞれの製品が色分けされて判別
できるようになっている. 通常の創傷では, −125
mmHg の強さで問題ないが, 陰圧により痛みを訴
える患者や下肢の虚血が疑われる患者では, 吸引
圧を弱めて使用すると症状が軽減される(図2).

　被覆材の装着にはPICO® と比較し, やや習熟を
要する. 創部の形に合わせ, フォームを切って充
填し, 陰圧を付加するチューブが連結されたハイ
ドロコロイドでできたドレッシングを上から貼付
していく. この際, 被覆材にヨレやシワがあると
容易にリークを生じ, 適切な陰圧がかからなくな
るため, 貼付の際には被覆材をよく引き延ばした
状態で, シワなく貼り付けることが重要である
(図3).

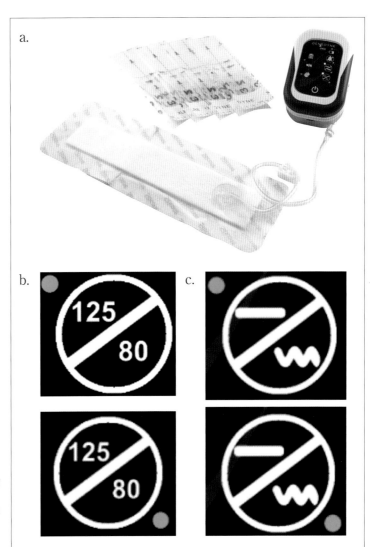

図 3.
a：UNO™単回使用創傷治療システム
b：陰圧は−125 mmHg と−80 mmHg を使い分けることができる.
c：持続モードと間欠モードを切り替えて使用することが可能

## ＜UNO™単回使用創傷治療システム(以下，UNO™)＞

Genadyne 社が開発し，本邦ではセンチュリーメディカルが輸入・販売を行っている NPWT デバイスである．電池によりモーターを駆動し，陰圧を付加するシステムである．本体には滲出液を貯めるためのキャニスターが準備されており，被覆材とキャニスターの両方で滲出液を処理するシステムを採用している．陰圧は−125 mmHg と−80 mmHg を選択することができ，スイッチ1つで切り替え可能である．陰圧のかけ方も持続モードと間欠モードを選択することが可能であり，間欠モードでは−30〜−80 mmHg または−30〜−125 mmHg の陰圧を間欠的に付加することが可能である．本体は1度電源を入れると15日間使用

できる仕組みになっており，単回使用で廃棄するシステムになっている．各種安全機能が充実しており，リーク，チューブの閉塞，キャニスターフル，電池交換に対し，それぞれアラートが出る機能が付随している．被覆材のサイズラインナップが多数用意されており，創傷の大きさに応じて柔軟に選択することが可能である(図3)．

### 在宅における NPWT の有用性

まず，在宅での有用性の1点目は，治癒までの期間を圧倒的に短縮することができる点である．在宅は，慢性疾患を長期的に管理することに適している場であるが，こと創傷治療に関しては，看護師の介入頻度がほぼ毎日必要になるため，使用する医療費は膨大となりやすい．治癒期間を短縮

できることは医療費削減や手間を減らす観点からも意義が大きい.

2点目として,処置の交換頻度を減少させることができる点である.毎日の慢性創傷の処置は患者にとっては身体的・精神的に苦痛を伴う時間である.NPWTの期間はこの処置の回数を減らすことができ,介護での介入量も減らすことができる.

3点目としては,新たな治療法の導入による介護スタッフの知識と熱量の向上が期待される点である.新たな治療法であるNPWTの導入を提案すると,訪問看護師や家族からいろいろな質問が提起されてくる.この質問に丁寧に答えていくことで,創傷治療に対して興味が湧き,知識の向上にもつながってくると考えている.実際,訪問看護ステーションからは創傷に関する勉強会を開催してほしいと要望を受けることもあり,適宜お応えするようにしている.

### 在宅における NPWT 使用上の注意事項

最も重要なことは,起こり得る有害事象を介護者に共有し,報告の流れを決めておくことである.前述の通り,在宅では問題が起こった際に直ちに対応できない場面も多々見られる.予測されることに関しては,事前にトラブルシューティングを明確にしておくことが大事である.具体的には,リークや閉塞などのトラブルが起こった際にどうするのかを決めて,介護者に伝えておく.そのためには,トラブルの判断方法をお伝えしておかなければならない.Snap™ではピストンが一番上まで上がり,赤いラインが出現したらそれ以上吸引できないサインであり,PICO® や UNO™では異常時のランプが点灯する.当院ではリーク発生時には周囲のドレープでの補強を試してもらうようにしている.リークや閉塞,キャニスターフルでいずれも簡単な処置で回復できない場合には,全てを外して元の軟膏処置に戻すように指示を出している.

また,NPWT導入時の条件を病院よりも厳密にする必要があると考えている.壊死組織は完全に除去された状態でスタートすべきであるし,炎症所見が少しでも残っているなら延期を検討すべき

である.創部からの出血が少しでも残っているならば,その日のNPWTは行うべきではない.在宅では,考え得る限り最良の状態でNPWTを導入すべきであると考えている.

NPWTを実施する上で,患者・介護者の理解と協力が不可欠である.協力いただける環境かどうか,治療に対する理解が十分かどうかを吟味してから,スタートの判断を行うことも大切である.

### 在宅における NPWT 症例

89歳,女性
基礎疾患:慢性関節リウマチ・大動脈弁狭窄症・心不全・四肢筋力低下(フレイル)

自宅玄関前の階段で転倒し,右下腿前面を打撲した.受傷後ほどなく血腫となり表面の皮膚が全層壊死となった.総合病院に入院しデブリードマンを施行後,肉芽良好となったため自宅退院となっている.初診時所見では右下腿前面に $10 \times 4$ cm 大の皮膚欠損を認めたが,骨露出はなく,全体が良好な肉芽に覆われていた.NPWT可能な状態であると判断したため,PICO® による治療を開始した.創部および周囲は平坦であり,創部の陥凹も強くなかったため,PICO® による治療が適切であると判断した.創部の交換は1週間に2回行い,医師と特定行為看護師が交互に交換するよう手順書を発行した.NPWT開始後の1週間ごとの経過を以下に示す(図4).治療開始後,肉芽の状態・増殖は良好で周囲からの収縮も順調に進んだ.NPWTは4週間で終了し,以降はヨード含有軟膏で治療を継続した.NPWT終了後,1か月で治癒が得られている.NPWT中は処置の頻度を週2回に減少させることができ,患者の苦痛を減らすことができた.同時に治癒までの期間を大幅に短縮できたと考えている.

### 在宅における NPWT の今後の課題

前述の通り,NPWTの安全機能は,大型の機種の方が滲出液の吸収量が多く,リークや閉塞に対するセンサーも充実しているため,医療従事者の目が離れる在宅診療により適していると考えられる.しかし,大型の機種は,認可された当初「病棟

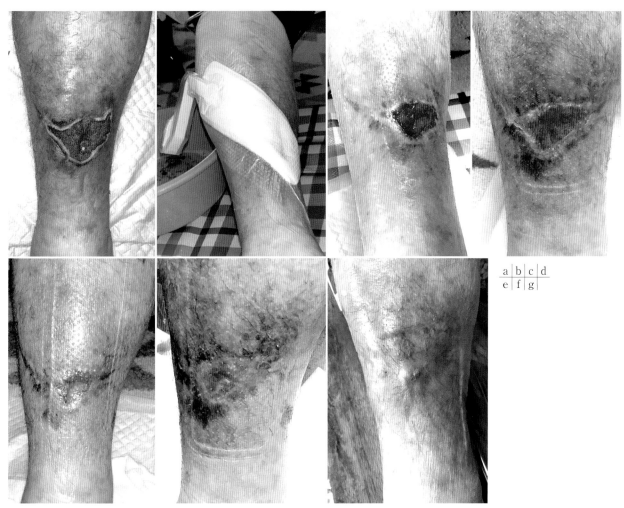

**図 4.** 在宅における NPWT 使用症例
a：退院直後，初回診療時の所見．下腿前面に 10×4 cm 大の皮膚欠損
b：PICO® による NPWT を開始した．
c〜f：NPWT 開始後 1 週間ごとの経過．肉芽の上がりは良好で周囲からの収縮も
　　順調であった．
g：NPWT 終了後 1 か月の所見．完全な上皮化が得られている．

での使用」のみを想定していたため，取扱説明書に「病棟」が明記されてしまい，いまだ外来や在宅での使用が認められていない．現在使用している小型の機種で，ある程度の有効性と安全性が確認できたら，在宅で使用できる機種の範囲を拡大するべきである．

　また，前述の通り，在宅においては創傷外科医の数が少なく，WOCNs や特定 Ns などの創傷専門看護師も多くはない．NPWT を在宅でも安全に活用するため，在宅医師や訪問看護師に対し教育できる場を増やすと同時に，創傷の専門家が参入しやすい仕組みを構築していく必要がある．

## まとめ

　NPWT は，在宅で慢性創傷を診療していく上で，治療期間を短縮し，処置頻度を減少させ介護の手間を減らすことができるなど，有用性の高い治療手段である．しかしながら，使用できる機種は限定され，交換をできる職種も限られており課題も多い．1 つ 1 つの課題を克服し，多くの患者が新しい治療の効果を享受できるよう努力・改善していく必要があると考えている．

# FAX 専用注文書

形成・皮膚 2305

年　月　日

| ○印 | PEPARS | 定価(消費税込み) | 冊数 |
|---|---|---|---|
| | 2023 年 1 月～12 月定期購読(送料弊社負担) | 44,220 円 | |
| | PEPARS No. 195 顔面の美容外科 Basic & Advance 増大号 | 6,600 円 | |
| | PEPARS No. 183 乳房再建マニュアル―根治性，整容性，安全性に必要な治療戦略― 増大号 | 5,720 円 | |
| | バックナンバー(号数と冊数をご記入ください)<br>No. | | |

| ○印 | Monthly Book Derma. | 定価(消費税込み) | 冊数 |
|---|---|---|---|
| | 2023 年 1 月～12 月定期購読(送料弊社負担) | 43,560 円 | |
| | MB Derma. No. 320 エキスパートへの近道！間違いやすい皮膚疾患の見極め 増刊号 | 7,700 円 | |
| | MB Derma. No. 314 手元に 1 冊！皮膚科混合薬・併用薬使用ガイド 増大号 | 5,500 円 | |
| | バックナンバー(号数と冊数をご記入ください)<br>No. | | |

| ○印 | 瘢痕・ケロイド治療ジャーナル | | |
|---|---|---|---|
| | バックナンバー(号数と冊数をご記入ください)<br>No. | | |

| ○印 | 書籍 | 定価(消費税込み) | 冊数 |
|---|---|---|---|
| | カスタマイズ治療で読み解く美容皮膚診療 | 10,450 円 | |
| | 日本美容外科学会会報　Vol.44　特別号 「美容医療診療指針 令和 3 年度改訂版」 | 4,400 円 | |
| | ここからマスター！手外科研修レクチャーブック | 9,900 円 | |
| | 足の総合病院・下北沢病院がおくる！<br>ポケット判 主訴から引く足のプライマリケアマニュアル | 6,380 円 | |
| | 明日の足診療シリーズ II　足の腫瘍性病変・小児疾患の診かた | 9,900 円 | |
| | カラーアトラス 爪の診療実践ガイド 改訂第 2 版 | 7,920 円 | |
| | イチからはじめる美容医療機器の理論と実践 改訂第 2 版 | 7,150 円 | |
| | 臨床実習で役立つ形成外科診療・救急外来処置ビギナーズマニュアル | 7,150 円 | |
| | 足爪治療マスター BOOK | 6,600 円 | |
| | 図解 こどものあざとできもの―診断力を身につける― | 6,160 円 | |
| | 美容外科手術―合併症と対策― | 22,000 円 | |
| | 運動器臨床解剖学―チーム秋田の「メゾ解剖学」基本講座― | 5,940 円 | |
| | グラフィック リンパ浮腫診断―医療・看護の現場で役立つケーススタディ― | 7,480 円 | |
| | 足育学　外来でみるフットケア・フットヘルスウェア | 7,700 円 | |
| | ケロイド・肥厚性瘢痕 診断・治療指針 2018 | 4,180 円 | |
| | 実践アトラス 美容外科注入治療　改訂第 2 版 | 9,900 円 | |
| | ここからスタート！眼形成手術の基本手技 | 8,250 円 | |
| | Non-Surgical 美容医療超実践講座 | 15,400 円 | |

お名前　フリガナ

印

診療科

ご送付先　〒　　－

□自宅　　□お勤め先

電話番号

□自宅
□お勤め先

バックナンバー・書籍合計
5,000 円 以上のご注文
は代金引換発送になります

―お問い合わせ先―
㈱全日本病院出版会営業部
電話 03(5689)5989

FAX 03(5689)8030

# PEPARS

各号定価 3,300 円（本体 3,000 円＋税），ただし，増大号の
ため，No. 135, 147, 159, 171, 183 は定価 5,720 円（本体 5,200
円＋税），No. 195 は定価 6,600 円（本体 6,000 円＋税）.
在庫僅少品もございます．品切の場合はご容赦ください．
（2023 年 4 月現在）

掲載されていないバックナンバーにつきまし
ては，弊社ホームページ（www.zenniti.com）
をご覧下さい.

**2023 年 年間購読 受付中！**
年間購読料 44,220 円（消費税込）（送料弊社負担）
（通常号 10 冊＋増大号 1 冊＋臨時増大号 1 冊：合計 12 冊）

★おかげさまで 2023 年 8 月に 200 号を迎えます★
2023 年 8 月号は臨時増大号（定価 5,500 円）として
発行いたします！

全日本病院出版会　　　　　　　　　　　　　　検索　click

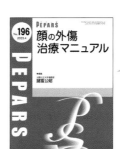

表紙を
リニューアルしました！

No. 197　編集企画：
　　田中里佳　順天堂大学教授

PEPARS　No. 197

　2023 年 5 月 15 日発行（毎月 1 回 15 日発行）
　　　　定価は表紙に表示してあります.
　　　　　Printed in Japan

発行者　　末 定 広 光
発行所　　株式会社　全日本病院出版会
〒 113-0033　東京都文京区本郷 3 丁目 16 番 4 号
　　　　　電話 (03) 5689-5989　Fax (03) 5689-8030
　　　　　郵便振替口座 00160-9-58753

印刷・製本　三報社印刷株式会社　　　電話 (03) 3637-0005
広告取扱店　株式会社文京メディカル　電話 (03) 3817-8036